轻松物诊
临床查体指导

EFFORTLESS
PHYSICAL
EXAMINATIONS

主　编　苑　媛
副主编　廉　坤　黄亚渝　陈　焱
　　　　程何祥　张敏霞　陈智慧
　　　　覃文聘

中国出版集团有限公司

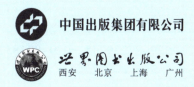

世界图书出版公司
西安　北京　上海　广州

图书在版编目（CIP）数据

轻松物诊：临床查体指导/苑媛主编.——西安：世界图书出版西安有限公司,2025.3.——ISBN 978-7-5232-1459-6

Ⅰ.R194.3

中国国家版本馆CIP数据核字第2025FL8879号

书　　名	轻松物诊：临床查体指导
	QINGSONGWUZHEN: LINCHUANG CHATI ZHIDAO
主　　编	苑　媛
责任编辑	杨　莉　李　鑫
装帧设计	新纪元文化传播
出版发行	世界图书出版西安有限公司
地　　址	西安市雁塔区曲江新区汇新路355号
邮　　编	710061
电　　话	029-87214941　029-87233647（市场营销部）
	029-87234767（总编室）
网　　址	http://www.wpcxa.com
邮　　箱	xast@wpcxa.com
经　　销	新华书店
印　　刷	西安雁展印务有限公司
开　　本	787mm×1092mm　1/16
印　　张	7.25
字　　数	150千字
版次印次	2025年3月第1版　2025年3月第1次印刷
国际书号	ISBN 978-7-5232-1459-6
定　　价	46.80元

医学投稿　xast@163.com　‖　029-87279745　029-87285296

☆如有印装错误，请寄回本公司更换☆

主编简介

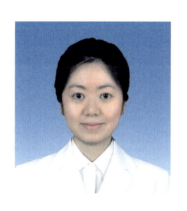

苑 媛 医学博士，空军军医大学（原第四军医大学）西京医院心血管内科副主任医师，副教授。曾赴美国约翰斯·霍普金斯大学医学院留学深造。陕西省医师学会心律学专业委员会委员。

专业领域为心血管疾病，包括心律失常、冠心病、高血压、心力衰竭等的诊断与治疗。主要研究方向为心脏"起搏－电生理"。擅长快速心律失常（阵发性室上速、心房颤动、房性心动过速、各型期前收缩、室性心动过速等）射频和冷冻消融术，以及缓慢心律失常（病态窦房结综合征、房室传导阻滞等）起搏器植入术等。完成陕西省首例三维电解剖电压标测引导的经皮心内膜心肌活检术。

承担国家自然科学基金等科研项目7项，获得国家发明专利2项、实用新型专利3项。发表教学文章6篇，其中中华系列文章3篇，多次被评为院级教学先进个人。参与编写专著3部，在国际学术期刊发表专业论文20余篇。

编者名单

主　编

苑　媛（空军军医大学第一附属医院心血管内科）

副主编

廉　坤（空军军医大学第一附属医院心血管内科）

黄亚渝（空军军医大学内科学教研室）

陈　焱（中国人民解放军海军第 971 医院心血管内科）

程何祥（空军军医大学第一附属医院心血管内科）

张敏霞（空军军医大学第一附属医院心血管内科）

陈智慧（新疆生产建设兵团第二师焉耆医院心血管内科）

覃文聘（空军军医大学第二附属医院口腔科）

前　言

自希波克拉底时代算起，物理诊断学已有两千余年的历史。虽然现代医疗诊断技术突飞猛进，但传统的病史询问联合床旁体格检查方法仍能快速提供重要的诊断线索，依然经典、实用。因此，体格检查仍是医学生乃至临床医生需要掌握的基本技能。为了使临床工作者更好、更快地理解并掌握体格检查方法与技巧，特编写本书，望为此做出一点微薄贡献。

本书分为体格检查与临床症状两部分。

"体格检查"部分的编写特色在于：①每项检查内容均按照"定位→暴露→手法→结构/功能"这一逻辑规律及主线分析查体目的，解释为什么受检者要配合摆出各种特定姿势以及为什么检查者要做出各种特定设计动作；②合并同类项，即将不同部位但属同一类型的检查项目如淋巴结、痛/温/触觉、腱反射、病理反射、肌力、关节运动等汇总在一起展示，建立整体思维，避免内容散乱；③对于难以理解和记忆的项目，配有动作解说示意图、查体"口诀"、同类项目总结式示意图、总结式表格等，凝练了诸多分散的查体项目与内容。

"临床症状"部分的编写特色在于：按照人体各个系统分类列出每种症状的可能病因，并采用逆向思维方法，使得此汇总表在展示各大系统可能对应出现哪种症状方面，也是一目了然。

希望本书能够帮助即将进入临床工作的医学生和一线临床医生更好地学习体格检查方法，培养体格检查的整体观，从系统的体格检查中形成独立思考能力，从而更好地服务于患者和临床。

苑　媛

阅读说明

本书是依据《诊断学（第十版）》（人民卫生出版社）中的体格检查内容，对临床常用的体格检查项目进行归纳、整理后编写而成。检查项目参照《诊断学（第十版）》第219页"全身体格检查的基本项目"，选取了其中的主要项目，并增加了若干额外项目，包括肺下界移动度、肝区叩击痛、液波震颤、搔刮试验、Chaddock征、毛细血管搏动征、血流方向检查等检查手法。读者在阅读本书时需要知晓如下要点。

（1）检查体位多为医生站立在受检者右侧（卧位时），而且医生是右利手（俗称的"右撇子"）。

（2）所有左、右对称的组织和器官必须进行双侧对比检查。

（3）各种特殊手法（以及各种体位）多为使被检查的结构得到更充分的暴露。

（4）间接叩诊法（板指法），注意紧、翘、直、匀、短五大要点。

（5）检查各种包块时须注意其部位、数目、大小、质地、活动度、有/无压痛、与邻近器官的关系等特点。

（6）双肺叩诊和听诊部位类似，三面（前胸、侧胸、后背）必须每个肋间取2个点检查。

（7）浅反射＝躲避动作，深反射＝肌肉收缩，各种反射功能测定的目的是检查反射弧的完整性。

（8）涉及肌肉的检查一般都以检查肌肉的收缩功能为目的。

（9）医生查体时，如果手持助检器械，例如，右手持叩诊锤、棉签、针、钝物等，在检查双侧器官时器械一般不用换手。

（10）临床上浅触诊全腹部时，通常应从健侧开始，具体需灵活处理。

（11）反射强度通常分为以下几级：

0：反射消失；

+：肌肉收缩存在，但无相应关节活动，为反射减弱；

++：肌肉收缩并导致关节活动，为正常反射；

+++：反射增强，可为正常或病理状况；

++++：反射亢进并伴有阵挛，为病理状况。

（12）在第二部分常见症状及对应临床病因分类表格中，炎症包括感染性炎症和非感染性炎症。感染性炎症指各种病毒、细菌、真菌、原虫、蠕虫、钩虫、绦虫等病原微生物感染。传染病是由各种病原体引起的能在人与人、动物与动物或人与动物之间相互传播的一类疾病。常见症状和遗传、营养相关的原因，本表未特别指出。

目 录

第一部分　体格检查

第一章　一般检查
- 体温测量 /004~005
- 桡动脉触诊 /004~005
- 血压测量 /004~005

第二章　头部查体
- 头颅视诊 /006~007
- 头颅触诊 /006~007
- 双眼近视力 /006~007
- 结膜和巩膜 /006~007
- 泪囊 /006~007
- 眼球运动 /008~009
- 对光反射 /008~009
- 集合反射 /008~009
- 面神经运动功能 /010~011
- 双侧外耳和乳突视诊及触诊 /010~011
- 颞下颌关节触诊及运动 /012~013
- 双耳听力 /012~013
- 外鼻视诊及触诊 /012~013
- 鼻前庭和鼻中隔视诊及触诊 /012~013
- 鼻窦触诊 /012~013
- 口唇、牙齿、牙龈、舌质和舌苔视诊 /014~015
- 口腔黏膜、口咽部、扁桃体 /014~015
- 舌下神经 /014~015
- 三叉神经运动支 /014~015

第三章　颈部查体
- 颈部视诊 /016~017
- 甲状腺触诊 /016~017
- 颈部杂音听诊 /016~017
- 气管位置触诊 /018~019
- 颈椎运动 /018~019
- 副神经 /018~019

第四章　胸部查体
- 乳房触诊 /020~021
- 胸部视诊 /020~021
- 胸壁触诊 /020~021

- 胸廓扩张度 /020~021
- 胸膜摩擦感 /020~021
- 语音震颤 /022~023
- 双肺叩诊 /022~023
- 肺上界叩诊 /024~025
- 肺下界定界 /024~025
- 肺下界移动度叩诊 /024~025
- 双肺听诊 /026~027
- 语音共振 /026~027
- 心尖、心前区搏动视诊 /028~029
- 心尖搏动触诊 /028~029
- 心前区触诊 /028~029
- 心脏相对浊音界叩诊 /030~031
- 心脏听诊 /030~031

第五章 背部查体

- 背部视诊 /032~033
- 脊柱触诊 /032~033
- 脊柱叩诊 /032~033
- 双侧肋脊点和肋腰点检查 /032~033
- 双侧肾区叩击痛 /032~033

第六章 腹部查体

- 腹部视诊 /034~035
- 血流方向检查 /034~035
- 肠鸣音与血管杂音听诊 /034~035
- 全腹叩诊 /034~035
- 肝上、下界叩诊 /036~037
- 肝区叩击痛 /036~037
- 移动性浊音叩诊 /036~037
- 膀胱叩诊 /036~037
- 全腹部浅触诊 /038~039
- 全腹部深触诊 /038~039
- 肝脏单手法触诊 /038~039
- 肝脏双手法触诊 /038~039
- 搔刮试验 /038~039
- 肝颈静脉回流征 /038~039
- 胆囊触诊 /040~041
- 脾脏双手法触诊（仰卧位）/040~041
- 脾脏双手法触诊（右侧卧位）/040~041
- 膀胱单手法触诊 /040~041
- 肾脏双手法触诊 /040~041
- 液波震颤 /042~043
- 振水音 /042~043
- 腹壁反射 /042~043

第七章 下肢一般检查

- 腹股沟区触诊 /044~045
- 股动脉搏动触诊 /044~045
- 双足背动脉触诊 /044~045
- 双下肢凹陷性水肿 /044~045

第八章 下肢神经反射与脑膜刺激征检查

- 跖反射 /046~047
- Babinski 征 /046~047
- Chaddock 征 /046~047
- Oppenheim 征 /046~047
- Gordon 征 /046~047
- Hoffmann 征 /046~047
- Kernig 征 /048~049

- Brudzinski 征 /048~049
- 颈强直 /048~049
- Lasegue 征 /048~049

第九章 淋巴结检查
- 头颈部淋巴结触诊 /052~053
- 双侧腋窝淋巴结触诊 /052~053
- 滑车上淋巴结触诊 /052~053
- 腹股沟淋巴结触诊 /052~053

第十章 痛觉与触觉检查
- 三叉神经感觉支 /056~057
- 腹部痛觉与触觉 /056~057
- 上肢痛觉与触觉 /056~057
- 下肢痛觉与触觉 /056~057

第十一章 深反射检查
- 肱二头肌反射 /060~061
- 肱三头肌反射 /060~061
- 桡骨膜反射 /060~061
- 膝反射 /060~061
- 踝反射 /060~061
- 髌阵挛 /060~061
- 踝阵挛 /060~061

第十二章 四肢关节与肌力检查
第1节 四肢关节的一般检查
- 上肢皮肤、关节视诊 /064~065
- 双手和指甲视诊 /064~065
- 指间关节和掌指关节触诊 /064~065
- 腕关节触诊 /064~065
- 双肘鹰嘴 + 肱骨髁上突触诊 /064~065
- 肩关节视诊及触诊 /064~065
- 下肢皮肤、关节视诊 /064~065
- 踝关节和跟腱触诊 /064~065
- 膝关节触诊 /064~065
- 浮髌试验 /064~065

第2节 关节运动检查
- 指关节运动 /066~067
- 腕关节运动 /066~067
- 肘关节运动 /066~067
- 肩关节运动 /066~067
- 足趾关节运动 /066~067
- 踝关节运动 /066~067
- 膝关节运动 /066~067
- 髋关节运动 /066~067

第3节 肌力检查
- 双上肢远端肌力 /068~069
- 双上肢近端肌力 /068~069
- 屈肘、伸肘肌力 /068~069
- 双足背屈、跖屈肌力 /068~069
- 双下肢近端肌力 /068~069

第十三章 共济运动、步态与腰椎运动
- 闭目难立征 /072~073
- 指鼻试验 /072~073
- 双手快速轮替运动 /072~073
- 步态观察 /072~073
- 腰椎运动检查 /072~073

视频参考 /074

插图 /075

第二部分　常见症状及对应临床病因分类

- 发热 /079
- 皮肤、黏膜出血 /079
- 全身水肿 /079
- 咳嗽、咳痰 /080
- 咯血 /080
- 发绀 /080
- 呼吸困难 /080
- 胸痛 /081
- 心悸 /081
- 恶心、呕吐 /081
- 烧心、反流 /081
- 吞咽困难 /081
- 呕血 /082
- 便血 /082
- 腹痛 /083
- 腹泻 /083
- 便秘 /084
- 黄疸 /084
- 腰背痛 /084
- 关节痛 /085
- 血尿 /085
- 尿频 /085
- 尿急、尿痛 /085
- 少尿、无尿 /085
- 多尿 /086
- 尿失禁 /086
- 排尿困难 /086
- 阴道流血 /086
- 肥胖 /086
- 消瘦 /086
- 头痛 /087
- 眩晕 /087
- 晕厥 /087
- 抽搐、惊厥 /088
- 意识障碍 /088
- 抑郁 /088
- 焦虑 /088

常见症状与临床病因关系对照表 /089

第一部分
体格检查

I

全身检查

- 淋巴结（头颈、腋窝、滑车、腹股沟、腘窝）

- 痛觉与触觉（面、腹、上肢、下肢）

- 关节 （上肢：手、腕、肘、肩
       下肢：足、踝、膝、髋）

- 深反射（围绕关节肌腱）
  （上肢：肱二、肱三、桡骨膜
   下肢：膝、髌、踝）
  （除髌阵挛和踝阵挛，其余应为正常引出）

- 肌力 （上肢：远端、近端、屈肘、伸肘
       下肢：远端、近端）

局部检查

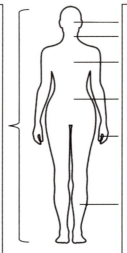

- 眼、耳、鼻、舌、牙、八对脑神经等
- 甲状腺、气管等
- 心、肺等胸腔器官，胸水等
- 肝、胆、脾、双肾、膀胱等腹腔器官，腹水（移动性浊音、液波震颤）等
- 病理反射（Hoffmann征）
- 病理反射、脑膜刺激征

Babinski征及其等位征（Chaddock征、Oppenheim征、Gordon征）

脑膜刺激征 ⟶ 脑膜激惹
深反射亢进 ⟶ 锥体束以上病变
病理反射（Babinski征及其等位征）⟶ 锥体束受损
痛觉（躯干+四肢）⟶ 脊髓丘脑侧束
触觉（躯干+四肢）⟶ 脊髓丘脑前束和后索

深反射（肱二、肱三、桡骨膜）⟶ 颈髓　　Hoffmann征
腹壁反射 ⟶ 胸髓
深反射（膝反射）⟶ 腰髓
浅反射（跖反射）⎱
深反射（踝反射）⎰ ⟶ 骶髓

（浅反射与深反射均为生理性反射，通常应该被引出）

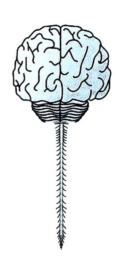

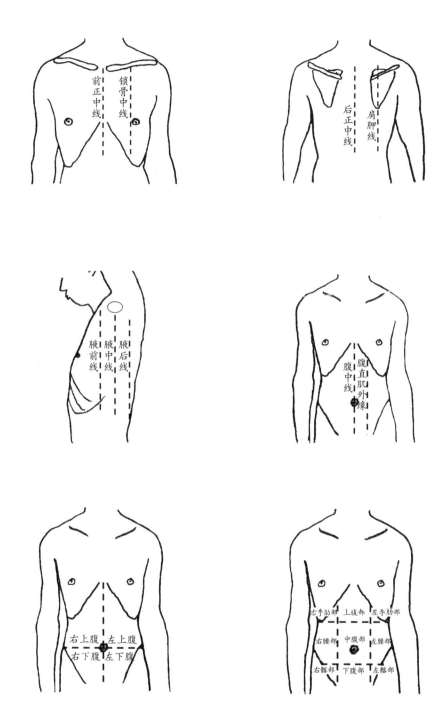

图 1-1 人体体表标志和体表分区示意图

颈椎触诊时需注意：第一个触及的是第 2 颈椎棘突；第 7 颈椎棘突特别长，颈前屈时更为明显；两肩胛下角的连线通过第 7 胸椎棘突；双侧髂嵴最高点的连线一般通过第 4 腰椎椎体下部或第 4、5 腰椎椎体间隙；胸骨角连接第 2 肋骨，对应气管分叉、心房上缘、上下纵膈交界、第 5 胸椎，肩胛下角对应第 7 肋骨或第 8 肋骨（第 8 胸椎）。

第一章　一般检查

检查项目	定位	暴露
体温测量 （腋温）	腋窝	
桡动脉触诊	桡动脉	暴露双侧手腕
血压测量 （汞柱式血压计袖带加压）	上肢	暴露整个上肢 （原则测量双上肢，通常测右上肢）

手法	结构/功能
将体温计头端放置于腋窝深处→嘱受检者用上臂适度夹紧体温计→10min 后读数。 注意：腋窝处应无致热或降温物品，腋窝干燥无汗液，以免影响测定结果。	**腋窝温度** · 正常值：36℃~37℃
用左手触诊受检者右手，用右手触诊受检者左手。示指、中指、环指同步触诊，结合具体情况三指分别用力感受，触诊至少 30s。 注意脉率、脉律、紧张度、动脉壁弹性、强弱和脉波变化，并双侧对比。	**结构/脉象** · 交替脉见于心力衰竭。 · 短绌脉见于心房颤动或期前收缩（即早搏）。 · 水冲脉见于中度三尖瓣关闭不全。 · 奇脉见于心脏压塞或心包缩窄。 · 无脉见于休克或缩窄性大动脉炎。
受检者检查前 30min 内禁烟、禁咖啡、排尿，安静休息至少 5min。 受检者取坐位（特殊情况下可取仰卧位或站立位），肘部与心脏位于同一水平，上肢裸露伸直并轻度外展→医生寻找并探查肱动脉搏动点→将气袖均匀地紧贴皮肤缠于受检者上臂，使气袖下缘位于肘横纹上约 2.5cm，气袖中央位于肱动脉表面→将听诊器的听诊头置于袖带外的肱动脉搏动处（注意，勿将听诊器插入袖带内）→给袖带充气，边充气边听诊，待肱动脉搏动声消失，再升高 30mmHg（该操作的目的为避开无声间隔）→开始逐渐缓慢放气（2~6mmHg/s），双眼随汞柱下降，平视汞柱表面→听到的第 1 声为收缩压，最后一声为舒张压。 注意：对于 Korotkoff 音不消失者，可以将音调突然变得沉闷的第 4 期作为舒张压。血压应至少测量 2 次，每次间隔 1~2min。	**间接血压** · 正常值：收缩压＜120mmHg 　　　　　舒张压＜80mmHg · 高血压：收缩压≥140mmHg 和（或） 　　　　　舒张压≥90mmHg 注意：气袖宽度和受检者手臂粗细均会影响测量数值。

第二章 头部查体

检查项目	定位	暴露
头颅视诊 （观察头部）	头颅	暴露头部 分开头发，暴露头皮
头颅触诊	头颅	暴露头部
双眼近视力 （近距离视力/阅读视力）	眼球	暴露双侧眼球
结膜和巩膜 （结膜包括球结膜、穹窿部结膜、睑结膜）	眼球	上提上眼睑为暴露球结膜＋巩膜顶部 翻转上眼睑为暴露上睑结膜 下翻下眼睑为暴露下睑结膜和球结膜＋巩膜的底部
泪囊	泪囊	向上看和压内眦为暴露下泪点

手法	结构/功能
视诊：头颅大小、外形、异常活动（活动受限、颤动、点头等）；头发分布、颜色、疏密、脱发；头皮颜色、头皮屑，有无头癣、疖痈、外伤、血肿及瘢痕等。	**结构** · 正常头围：18岁时，≥53cm。
双手触诊头颅每个部位，注意头颅的外形、压痛、异常隆起等。	**结构**
双眼分别检查。 将近视力表置于距离眼球33cm处或调整至可清晰辨认的最佳距离→遮盖一眼→嘱受检者从上至下指出"E"字形视标开口方向，记录所能看清的最小一行视力读数，即该眼的近视力。	**眼的调节功能** · 正常视力：在距视力表33cm处，能看清"1.0"行视标。
· 双眼同时检查：右手检查左眼，左手检查右眼。暴露球结膜+巩膜顶部时，双手拇指同时向上推提上眼睑，暴露球结膜+巩膜的上半部分，余四指固定在头颅两侧。 · 双眼分别检查：右手检查左眼，左手检查右眼。翻转暴露上眼睑时，示指和拇指捏住上眼睑中外1/3交界处的边缘→嘱受检者向下看→轻轻向前下方牵拉上眼睑→示指向下压迫睑板上缘，同时拇指将睑缘向上捻转即可将眼睑翻开。	**结膜和巩膜的结构** · 观察结膜：有无充血、滤泡、苍白、发黄、出血等。 结膜属黏膜，无色透明、血供丰富、质地疏松、易推动。 · 观察巩膜：颜色。 巩膜属纤维膜，瓷白色、无血管、质地致密、推不动。 巩膜表面覆盖的是球结膜，在角膜缘处结膜上皮移行为角膜上皮，角膜上亦无血管。
双眼同时检查。 右手检查左眼，左手检查右眼。嘱受检者向上看，拇指下翻下眼睑。	
双眼同时检查。 右手检查左眼，左手检查右眼。嘱受检者向上看→医生用双手拇指轻压受检者双眼内眦下方（即骨性眶缘下内侧），挤压泪囊。	**泪囊、泪小管、上下泪点的结构** 观察有无分泌物或泪液自泪点溢出。（注意该检查在泪囊炎的慢性期可以操作，但急性期应避免操作）。

检查项目	定位	暴露
眼球运动	眼球	自然暴露眼球
对光反射 （包括直接+间接反射）	瞳孔	自然暴露眼球
集合反射 （包括辐辏+调节反射）	眼球	自然暴露眼球

手法	结构/功能
嘱受检者固定头位，医生将目标物（棉签或手指尖）置于受检者眼前30~40cm处，嘱受检者眼球跟随目标物方向移动，一般按左→左上→左下，右→右上→右下6个方向的顺序进行检查（即"H"形顺序）。	**6条眼外肌及对应神经核+神经的功能** 每一个方向代表双眼的一对配偶肌功能。 ·动眼神经：支配上直肌、下直肌、内直肌、下斜肌。 ·滑车神经：支配上斜肌。 ·展神经：支配外直肌。 若某一方向运动受限提示该对配偶肌本身或对应的神经核或神经功能障碍。
·直接对光反射：用手电筒直接照射瞳孔并观察其舒缩反应。正常人，直接照射眼，眼遇到光源后瞳孔立即缩小，光源移开后瞳孔迅速复原。 ·间接对光反射：检查者一手置于受检者两眼间（为挡住光线，避免产生直接对光反射），用光线照射一眼时，观察对侧眼瞳孔舒缩反应。正常人，光线照射一眼时，对侧眼瞳孔立即缩小，光源移开后瞳孔复原。	**瞳孔括约肌+动眼神经的副交感纤维成分和功能** 瞳孔对光反射迟钝或消失，见于昏迷患者。伴瞳孔散大可见于濒死或死亡患者，是脑神经停止兴奋，即副交感神经作用下降，而交感神经（扩瞳）作用表现出来的结果。
受检者注视1m以外的目标（通常是医生的示指尖），然后将目标逐渐移近眼球（距眼球5~10cm），正常人此时可见双眼内聚和瞳孔缩小。 注意：此处的双眼内聚本质为辐辏反射，瞳孔缩小本质为调节反射，两者合称为集合反射。由于视物由远至近，也同时伴有晶状体的调节，因此双眼内聚、瞳孔缩小和晶状体的调节三者又统称为近反射。 　　　　　　　　　近反射 　　┌─────────┴─────────┐ 　双眼内聚　　瞳孔缩小　　晶状体的调节 　　↓　　　　　↓ 　辐辏反射　　调节反射 　　└─────┬─────┘ 　　　　集合反射	·内直肌收缩功能+动眼神经的运动纤维成分和功能。 ·睫状肌收缩功能+动眼神经的副交感纤维成分和功能。 ·瞳孔括约肌收缩功能（缩瞳）+动眼神经的副交感纤维成分和功能。 正常人的"双眼内聚，瞳孔缩小"，其传导径路可能是：冲动沿视网膜→视神经→视交叉→视束→外侧膝状体→枕叶距状裂皮质→额叶→皮质桥延束→动眼神经E-W核和正中核→沿动眼神经→瞳孔括约肌、睫状肌（即调节反射）；至两眼内直肌（即辐辏反射）。

检查项目	定位	暴露
面神经运动功能（抬额、皱眉、闭目、露齿、鼓腮、吹口哨）	面部	充分暴露面部
双侧外耳和乳突视诊及触诊	耳廓、外耳道、乳突	向后、向上牵拉耳廓暴露外耳道

手法	结构/功能
	看近物时：动眼神经副交感兴奋→睫状肌收缩→悬韧带松弛→晶状体变凸→焦距在前（即晶状体的调节）。
观察受检者双侧额纹、眼裂、鼻唇沟和口角基础状态的对称性→嘱受检者做抬额、皱眉、闭目、露齿/微笑、鼓腮、吹口哨动作，观察其动作完成情况以及双侧额纹、眼裂、鼻唇沟和口角的变化。 若以眼裂为界，可分为上部和下部。	**面部表情肌 + 面神经的功能** · 颞支：额肌、眼轮匝肌。 · 颧支：颧肌、眼轮匝肌。 · 颊支：颊肌、口轮匝肌及其他口周围肌。 · 下颌缘支：下唇诸肌。 · 颈支：颈阔肌。 中枢性面瘫时，由于上半部面肌（包括额肌、皱眉肌、眼轮匝肌）受双侧皮质运动区的支配，因此额、眉、眼动作未受明显影响，只有口部动作受影响。一旦出现额、眉、眼动作障碍即提示周围性面瘫，这里可以形象地理解为"越丑越好"（因为全瘫代表周围性损害）。此外，中枢性面瘫病灶在对侧，周围性面瘫病灶在患侧。

		中枢性面神经损害 （核上的皮质脑干束或皮质运动区）	周围性面神经损害 （核或核下性）
		下半瘫	上半瘫 + 下半瘫
上半部表情肌	额纹	正常	减少
	皱眉	正常	不能
	闭眼	正常	不能
下半部表情肌	鼻唇沟变浅	有	有
	露齿时口角歪斜	有	有
	鼓腮及吹口哨时漏气	有	有

手法	结构/功能
视诊和触诊双侧耳廓及耳后区的乳突。耳廓的前后均需要视诊。 检查外耳道时，医生一手向前牵拉耳屏（外耳道前方结节状的突起），另一手向后、向上牵拉耳廓，观察外耳道，可借助耳镜观察（因为外耳道走行为向前、向下，牵拉后外耳道可显露并变直）。	**结构** · 耳廓：皮肤、外形、大小、位置、对称性，有/无畸形、瘢痕、红肿、发热、瘘口、低垂耳、结节、触痛等。 · 外耳道：皮肤，有无红肿疼痛、溢液、瘢痕狭窄、耵聍、异物堵塞等。 · 乳突：皮肤，有无压痛、瘘管等。

检查项目	定位	暴露
颞下颌关节触诊及运动	双侧耳屏前方	自然暴露颌面部
双耳听力（摩擦手指检查法）	双耳	自然暴露双耳
外鼻视诊及触诊	鼻部	自然暴露鼻部
鼻前庭和鼻中隔视诊及触诊	鼻部	自然暴露鼻部
鼻窦触诊（额窦、筛窦、上颌窦）	头面部 ・额窦：左右眼眶上缘内侧 ・筛窦：鼻根部与眼内眦之间后方 ・上颌窦：颧部	自然暴露面部

手法	结构/功能
双侧同时检查。 医生示指先后放在耳屏前和耳屏后颞下颌关节区→嘱受检者张口、闭口，触摸颞下颌关节。注意有无关节运动障碍、压痛、弹响等。	**咀嚼肌＋三叉神经＋颞下颌关节功能**
双耳分别检查。 嘱受检者在静室内闭目（常取坐姿），用手指堵塞一侧耳道→医生拇指与示指互相摩擦→自1m外逐渐移近受检者耳部→直到受检者听到声音为止→测量距离。使用同样方法检查另一耳（注意与正常值对比，以及双耳之间对比）。	**听神经的蜗神经分支功能** 正常人一般在1m处可闻及捻指声。
观察鼻部皮肤及外形。然后医生用左手固定受检者头部，右手拇指和示指从鼻根至鼻翼和鼻尖逐步触诊。	**结构** ·皮肤：有/无破损、色素沉着等。 ·鼻梁：有/无畸形、压痛、增厚、变硬等。 ·鼻骨：有/无骨折、移位及骨擦音等。
嘱受检者头稍后仰→医生用左手拇指将受检者鼻尖轻轻上推，余四指固定在前额，右手持手电筒照射鼻前庭。	**结构** 观察皮肤、黏膜、鼻毛分布，有/无鼻中隔偏曲及孔洞等。
双侧鼻窦同时检查，按自上而下的顺序，即额窦→筛窦→上颌窦，观察有无肿胀、压痛、叩痛等。 ·额窦：双手拇指分别置于受检者左右眼眶上缘内侧，余四指固定头部→拇指向后、向上按压→询问有无压痛，并比较两侧有无差异（或一手托扶受检者枕部，另一手拇指或示指置于眼眶上缘内侧用力向后、向上按压。还可用中指叩击该区，询问有无叩击痛）。 ·筛窦：双手拇指分别置于受检者左右鼻根部与眼内眦之间，余四指于两侧耳后固定头部，向后按压，询问有无压痛，并比较两侧有无差异。 ·上颌窦：双手拇指分别置于受检者左右颧部，余四指于两侧耳后固定头部，向后按压，询问有无压痛，并比较两侧有无差异（也可用右手中指指腹叩击颧部，询问有无叩击痛）。	**鼻窦炎** 鼻窦的生理功能至今仍无定论，可能有以下作用：增加呼吸区黏膜面积；对吸入空气的加温、加湿作用；对声音的共鸣作用；减轻头颅重量；增加头部在水中的浮力；保温绝热作用等。四对鼻窦都有窦口与鼻腔相通。当各种原因引起鼻炎或者鼻黏膜肿胀、充血时，可使各个鼻窦口堵塞，严重时黏液引流不畅易致鼻窦炎。

检查项目	定位	暴露
口唇、牙齿、牙龈、舌质和舌苔视诊	口腔	自然暴露口唇 张口、翘舌、使用压舌板均为暴露口腔
口腔黏膜、口咽部、扁桃体	口腔	张口、翘舌、压舌板均为暴露口腔
舌下神经	舌体	伸舌既是暴露舌体动作，也是查体动作
三叉神经运动支（触按双侧咀嚼肌，或用手对抗张口动作）	面部咀嚼肌群（咀嚼肌、颞肌等）	充分暴露面部

手法	结构/功能
应在充分的自然光线下或借助光源（左手持手电筒，右手持压舌板）观察口唇，嘱受检者张口观察牙齿、牙龈（视诊牙龈+轻轻挤压牙龈）、舌苔、舌面及舌底（查舌底时，让受检者上翘舌头至硬腭）。	**结构** ・唇：颜色、干燥度，有无疱疹、斑片、肿胀、肥厚、口角糜烂。 ・齿：有无龋齿、残根、缺牙和义齿。 ・牙龈：颜色，压迫有/无出血/溢脓、有/无色素沉着。
在充分的自然光线下或借助光源（左手持手电筒，右手持压舌板）观察口咽部，嘱受检者张口观察口腔黏膜。 检查舌底时，让受检者舌上翘至硬腭。 检查咽部时，受检者取坐位，头略后仰，口张大并发"啊"音，医生用压舌板在舌的前2/3与后1/3交界处迅速下压，在照明的配合下观察软腭、腭垂、软腭弓、扁桃体、咽后壁等。	**结构** ・黏膜：有/无充血、红肿、出血、瘀斑、溃疡；有/无腺体分泌增多、色素沉着。 ・扁桃体：大小、有/无炎症。
嘱受检者张口、伸舌，注意观察舌体有无偏斜，有无舌肌萎缩、肌束颤动等。	**舌肌+舌下神经功能** ・单侧舌下神经麻痹时，舌尖偏向患侧。 ・双侧舌下神经麻痹时，不能伸舌。
双侧同时查。 医生双手触按受检者咀嚼肌（下颌角隆起处）或颞肌（太阳穴处），嘱受检者做咀嚼动作，对比双侧肌力强弱（或者医生用左手固定头顶，右手握拳置于受检者颏下并向上适度用力，嘱受检者抵抗此力张口，也可判断其肌力强弱）；然后再嘱受检者做张口运动或露齿，以上下门齿中缝为参照，观察张口时下颌有无偏斜。	**三叉神经运动支功能** 当一侧三叉神经运动纤维受损时，患侧咀嚼肌肌力减弱或出现萎缩，张口时由于翼状肌瘫痪，下颌也偏向患侧。

第二章 头部查体

第三章　颈部查体

检查项目	定位	暴露
颈部视诊 （暴露颈部，观察颈部外形和皮肤、颈静脉充盈和颈动脉搏动情况）	颈部 ·颈动脉：约位于胸锁乳突肌 1/2 处。 ·颈静脉：近锁骨上窝。 （锁骨上缘至下颌角距离的下 2/3 以内）	充分暴露颈部
甲状腺触诊 （包括峡部及侧叶）	颈部甲状腺 ·甲状软骨：喉结处。 ·峡部：环状软骨下方第 2~4 气管环前面。	充分暴露颈部 推气管为向检查侧暴露 推挤胸锁乳突肌后缘为向前缘暴露
颈部杂音听诊 （包括甲状腺、血管）	·颈动脉：约位于胸锁乳突肌 1/2 处。 ·颈静脉：近锁骨上窝。 ·甲状腺：甲状软骨下方及两侧。	充分暴露颈部

手法	结构/功能
视诊颈部外形、皮肤、对称性、有/无异常肿块、颈静脉充盈、颈动脉搏动情况。	**颈部结构和血管结构**
立位或卧位。 ·甲状软骨：喉结处。 ·甲状腺峡部：医生站立于受检者前面，用拇指从胸骨上切迹向上触摸气管前软组织（前面触诊），或站立于受检者后面，用示指触诊（后面触诊）。 ·甲状腺侧叶（前面触诊）：一手拇指施压于一侧甲状软骨，将气管推向对侧，另一手示指、中指在对侧胸锁乳突肌后缘向前推挤甲状腺侧叶，拇指在胸锁乳突肌前缘触诊甲状腺，配合吞咽动作检查。用同样方法检查另一侧甲状腺。 ·甲状腺侧叶（后面触诊）：一手示指、中指施压于一侧甲状软骨，将气管推向对侧，另一手拇指在对侧胸锁乳突肌后缘向前推挤甲状腺，示指、中指在胸锁乳突肌前缘触诊甲状腺，配合吞咽动作检查。用同样方法检查另一侧甲状腺。	**甲状腺结构** 判断甲状腺峡部和侧叶是否增厚，配合吞咽动作，判断是否有肿大或肿块。
用钟型听诊器听诊，分别听诊双侧颈部大血管区、颈下部/锁骨上窝、甲状腺。具体位置详见下图。如发现异常杂音，应注意其部位、强度、性质、音调、传播方向和出现时间，以及受检者姿势改变和呼吸等对杂音的影响。 注意鉴别高速颈动脉和颈静脉下腔入口处产生的生理性杂音。 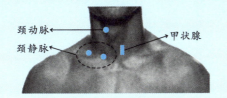	**结构** ·颈部大血管区收缩期杂音：颈动脉或椎动脉狭窄。 ·锁骨上窝收缩期杂音：锁骨下动脉狭窄或右颈静脉汇入上腔静脉口径较宽的球部所产生的生理性杂音。 ·甲状腺杂音：连续性静脉"嗡鸣"声或收缩期动脉杂音提示甲亢。

检查项目	定位	暴露
气管位置触诊	胸骨上窝	充分暴露颈部+胸骨上窝
颈椎运动	头颈部	自然暴露头颈部
副神经 （耸肩及对抗头部旋转）	头颈部	自然暴露头颈部

手法	结构 / 功能
受检查取坐位或仰卧位。颈部自然直立状态，医生先将示指与环指分别置于两侧胸锁关节上，后将中指置于气管之上，观察中指是否在示指与环指中间（三指尖呈等腰三角形）。	**结构** 正常人气管位于颈前正中部。 ·气管健侧偏移：大量胸腔积液、积气、纵隔肿瘤以及单侧甲状腺肿大。 ·气管患侧偏移：肺不张、肺硬化、胸膜粘连。 ·气管向下拽动：主动脉弓动脉瘤。
·坐位检查：受检者头居中，双目平视、双肩固定、颈部（前后）屈伸、（左右）侧弯、（左右）旋转。 ·卧位检查：除去枕头，医生用右手按在受检者胸前，固定胸廓，左手拖住受检者头部做前屈、左右旋转动作。	**颈椎 + 颈部肌肉功能** 颈部运动受限并伴有疼痛，可见于软组织炎症、颈肌扭伤、颈椎病、颈椎骨折/外伤/脱位、肥大性脊椎炎、颈椎结核或肿瘤等。 颈部强直为脑膜受刺激的特征，见于各种脑膜炎、蛛网膜下腔出血等。
嘱受检者做耸肩和转头动作的同时，医生给予一定的阻力（耸肩时下按双肩，转头时反向扳回头部），比较两侧肌力，检查时注意肌肉有无萎缩。	**胸锁乳突肌、斜方肌 + 副神经功能** 副神经受损时，向对侧转头及同侧耸肩无力或不能，同侧胸锁乳突肌及斜方肌萎缩。

第四章　胸部查体

检查项目	定位	暴露
乳房触诊 （双侧乳房、乳晕及乳头）	·乳房上界位于第2或3肋骨 ·乳房下界位于第6或7肋骨 ·乳房内界位于胸骨缘 ·乳房外界位于腋前线	充分暴露胸壁 坐位：双臂高举超过头部或双手叉腰为充分暴露乳房
胸部视诊	前部胸壁	充分暴露胸壁
胸壁触诊 （胸壁弹性、压痛）	前部胸壁	充分暴露胸壁
胸廓扩张度 （胸廓动度/呼吸动度）	前胸+后背 ·前胸：胸廓下面的前侧部（该处为呼吸时胸廓动度最大的区域） ·后背：约第10肋骨水平	充分暴露胸壁
胸膜摩擦感	胸廓下面的前侧部（该处为呼吸时胸廓动度最大的区域）	自然暴露胸壁

第四章 胸部查体

手法	结构/功能
受检者取坐位或卧位。坐位时先双臂下垂,后双臂高举超过头部或双手叉腰。触诊时先查健侧,后查患侧,始于外上,从1到4,由浅入深。医生的手指和手掌平置于乳房上,指腹轻施压力,以旋转或来回滑动的方式进行触诊。最后双手示指轻轻聚拢挤压乳晕和乳头。以同样方式检查对侧乳房。 "始于外上"指由外上象限开始,"从1到4"指从第1象限到第4象限。左右乳房检查顺序类似划一个括号"( )"。"("代表右侧逆时针方向,")"代表左侧顺时针方向。	**结构** · 乳房大小。 · 乳房硬度、弹性、压痛,有无炎症(红、肿、热、痛)或包块。 · 乳头有无硬结、弹性消失和分泌物。
视诊胸部外形、对称性、皮肤、呼吸运动等。	**胸部、胸廓大体结构**
双侧同时检查。 医生双手全手掌同时触诊受检者胸壁。 顺序为从上向下,从内向外。注意观察胸壁弹性、有/无压痛。	**胸壁组织结构** 胸壁压痛/叩痛:肋间神经炎、肋软骨炎、胸壁软组织炎、肋骨骨折、白血病。
· 前胸廓扩张度测定:医生双手置于胸廓下面的前侧部,左右拇指分别沿两侧肋缘指向剑突,拇指尖在前正中线两侧对称部位,拇指尖之间距离2~3cm,手掌和伸展的手指置于前侧胸壁。嘱受检者深呼吸,观察并比较两手动度是否一致。 · 后胸廓扩张度测定:医生双手平置于受检者背部约第10肋骨水平,拇指与中线平行,将两侧皮肤向中线轻推。嘱受检者深呼吸,观察并比较两手动度是否一致。	**胸腔结构** 若一侧胸廓扩张受限,见于大量胸腔积液、气胸、胸膜增厚和肺不张等。
手法同"前胸廓扩张度测定"。 医生双手置于胸廓下面的前侧部,嘱受检者深呼吸,检查胸膜摩擦感。通常于呼、吸两相均可触及,但有时只能在吸气相末触及,犹如皮革相互摩擦的感觉。受检者咳嗽后仍存在。	急性胸膜炎

检查项目	定位	暴露
语音震颤 （即触觉语颤/震颤）	前胸+后背（前3，后4）	暴露胸壁皮肤
双肺叩诊 （肺尖、前胸、侧胸、后背）	整个立体胸廓 ·前胸：锁中线、腋前线 ·侧胸：腋中线、腋后线 ·后背：肩胛线两侧 锁中线即为锁骨中线	充分暴露前胸、后背 侧胸和后背部叩诊时，双上肢交叉为暴露肺脏。

手法	结构/功能
医生左右手掌的尺侧缘或掌面轻放于两侧胸壁的对称部位→嘱受检者用同等强度重复发"yi"长音→医生双手分开或交叉自上至下，从内到外比较双侧语音震颤的异同，注意有无增强或减弱。检查前胸3处，后背4处（因为肺脏前缘短，后缘长）。 口诀："前3，后4"，详见下图。 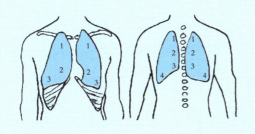	气管、支气管、肺泡是否通畅，胸壁传导是否良好 ·正常人：前胸上部强于前胸下部；右胸上部强于左胸上部。 ·语音震颤减弱或消失：①肺泡内含气量过多，如慢性阻塞性肺疾病；②支气管阻塞，如阻塞性肺不张；③大量胸腔积液或气胸；④胸膜显著增厚粘连；⑤胸壁皮下气肿。 ·语音震颤增强：①肺泡内有炎症浸润，因肺组织实变使语颤传导良好，如大叶性肺炎实变期、大片肺梗死等；②接近胸膜的肺内巨大空腔。
分为间接法和直接法。 受检者可取坐位或卧位，双臂放松垂放，呼吸均匀。 叩诊总原则是：自肺尖开始、从上向下、从内向外、逐一肋间、左右对比，注意叩诊音的变化。 坐位法步骤如下。 ·先查前胸：胸部稍向前挺，由锁骨上窝的肺尖开始，后沿锁骨中线（内）、腋前线（外）自第1肋间隙开始，逐一肋间向下叩诊至肋缘。 ·后查侧胸：嘱受检者举起上臂置于头部，自腋窝开始沿腋中线（内）、腋后线（外）逐一肋间向下叩诊至肋缘。 ·再查后背：嘱受检者向前稍低头，双手交叉抱肘，尽可能使肩胛骨移向外侧方，上半身略向前倾，自肺尖开始,沿肩胛线(内外2点)逐一肋间隙向下叩诊，直至肺底膈活动范围被确定为止。 注意：双臂抱头后肩胛线移位，叩诊沿原肩胛线位置进行。 各标志线和叩诊顺序详见右图。	**肺脏结构** 正常胸部叩诊为清音，其音响强弱和高低与肺脏含气量的多少、胸壁的厚薄以及邻近器官的影响有关，变异较大。 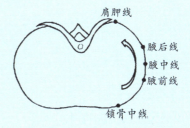 （头位显示各标志线和叩诊顺序）

检查项目	定位	暴露
肺上界叩诊 （间接法叩诊肺尖）	锁骨上窝	暴露胸壁皮肤
肺下界定界 （间接法叩诊）	整个立体胸廓 ・前胸：锁中线 ・侧胸：腋中线 ・后背：肩胛线 锁中线即为锁骨中线	暴露胸壁皮肤
肺下界移动度叩诊 （常用肩胛线法，少用锁中线和腋中线法）	肩胛线	充分暴露背部

手法	结构/功能
受检者取坐位。医生板指置于斜方肌前缘中央部开始叩诊，先向外，清音变浊时即为肺上界外侧终点→再由中点向内叩诊，清音变浊音时即为肺上界的内侧终点。两点间宽度即为肺尖宽度。同法叩诊对侧。口诀"从中间，向两边"，详见下图。 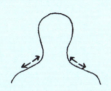	**肺结构** · 正常肺尖宽度：4~6cm。 · 肺上界变窄或呈浊音：肺结核。 · 肺上界变宽或呈过清音：慢性阻塞性肺疾病。

受检者取坐位，平静呼吸。医生采用间接式板指叩诊法，从前胸（锁骨中线）→侧胸（腋中线）→后胸（肩胛线），沿肋间隙自上而下叩诊，由清音变为浊音时即为肺下界位置，详见下图。同法叩诊对侧。
（注意：右锁骨中线上清音变浊音为肝上界，变实音为肺下界）
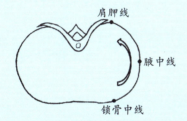
（头位显示各标志线和叩诊顺序）
	肺结构
	· 正常肺下界：
	    锁中线第6肋间隙
	    腋中线第8肋间隙
	    肩胛线第10肋间隙
	· 肺下界上升：肺不张，腹压升高。
	· 肺下界下降：慢性阻塞性肺疾病，腹腔内脏下垂。

受检者平静呼吸→医生于肩胛线上叩出肺下界位置→嘱受检者深吸气后屏气→医生沿该线继续向下叩诊，当由清音变为浊音时，即为肩胛线上肺下界的最低点→受检者恢复平静呼吸→医生再次于肩胛线上叩出肺下界→嘱受检者深呼气后屏气→医生沿该线继续由下向上叩诊，当由浊音变为清音时，即为肩胛线上肺下界的最高点。最高至最低两点间的距离即为肺下界的移动范围。	肺下界移动范围=呼吸时膈肌移动范围。正常人肺下界的移动范围为6~8cm。 肺下界移动度减弱：肺组织弹性消失，如慢性阻塞性肺疾病等；肺组织萎缩，如肺不张和肺纤维化等；肺组织炎症和水肿。当胸腔大量积液、积气及广泛胸膜增厚粘连时肺下界及其移动度不能叩得。膈神经麻痹的受检者，肺下界移动度消失。

检查项目	定位	暴露
双肺听诊 （肺尖、前胸、侧胸、后背）	前、侧、后胸壁 ·前胸：锁中线、腋前线 ·侧胸：腋中线、腋后线 ·后背：肩胛线两侧（肩胛间区及下区） 锁中线即为锁骨中线	充分暴露前胸、后背 侧胸和后背部听诊时，双上肢交叉为暴露肺脏
语音共振	前胸+后背（前3，后4）	暴露胸壁皮肤

手法	结构/功能

受检者取坐位或卧位。
听诊总原则与叩诊相同：自肺尖开始、从上向下、从内向外、逐一肋间、左右对比。
听诊顺序：前肺尖→前胸→侧胸→后肺尖→后背。前胸（锁骨中线、腋前线）；侧胸（腋中线、腋后线）；后背（肩胛间区及下区）。具体见下图。
每个位置听诊2~3个呼吸周期。受检者微张口做均匀的呼吸，必要时可做较深的呼吸或咳嗽数声后立即听诊。
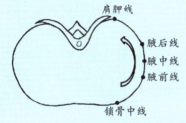
（头位显示各标志线和听诊顺序）
	肺脏结构
	正常呼吸音有以下4种。
	· 气管呼吸音。
	· 支气管呼吸音：喉部、胸骨上窝、第6~7颈椎、第1~2胸椎。
	· 支气管肺泡呼吸音：
	    胸骨两侧第1~2肋间
	    肩胛间区第3~4胸椎水平
	    肺尖前后部
	· 肺泡呼吸音：大部分肺野（乳房下部、肩胛下部及腋下）。

嘱受检者用一般的同等声音强度重复发"yi"长音，用听诊器自上至下，从内到外，比较左右两侧肺部相应部位语音共振的异同，注意有无增强或减弱。 语音共振原理同"语音震颤"，听诊顺序和部位同"双肺听诊"，一个肋间2个点。具体见下图。 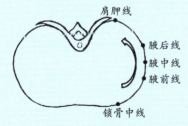 （头位显示各标志线和听诊顺序）	**气道结构** 气管、支气管、肺泡是否通畅，胸壁传导是否良好。 通常听到的语音共振并非响亮清晰，音节亦含糊难辨。语音共振一般在气管和大支气管附近声音最强，在肺底则较弱。 · 语音共振减弱：支气管阻塞、胸腔积液、胸膜增厚、胸壁水肿、肥胖及慢性阻塞性肺疾病等。 · 语音共振增强：肺实变、胸腔积液上方肺受压的区域。

检查项目	定位	暴露
心尖、心前区搏动视诊	心前区、心尖 ·正常心尖搏动：第5肋间，左锁骨中线内侧0.5~1.0cm。 ·正常心前区： − 左界约为锁骨中线 − 右界约为胸骨右缘 − 上界约为第2肋间 − 下界约为第5肋间	充分暴露胸部 取切线方向观察为暴露最佳角度 正常心脏的毗邻：前面是胸骨，后面是脊柱，左右包绕着肺脏。心前区1/3~1/2 漏于胸骨外。因人类进化为直立行走，心脏顺钟向转位（从脚向头看）。如下图所示。 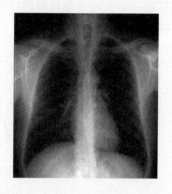
心尖搏动触诊 （两步法）	心尖部	充分暴露胸部
心前区触诊	心前区 正常心前区： ·左界约为锁骨中线 ·右界约为胸骨右缘 ·上界约为第2肋间 ·下界约为第5肋间	充分暴露胸部

手法	结构/功能
受检者首选卧位（也可坐位），医生视线与胸廓同高（切线位置），观察心前区有无隆起和异常搏动等；心前区搏动（特别是胸骨左缘第 3~4 肋间搏动、剑突下搏动、胸骨左/右缘第 2 肋间收缩期搏动）；观察胸廓是否对称及有无与心脏有关的隆起等畸形；观察是否有心尖搏动移位、搏动强度与范围的改变、负性心尖搏动等。	**心脏结构** 人类心脏顺钟向转位后，正常四个心腔的空间位置大致分前后左右四个方向。如下图所示。 · 前方：右心室 · 后方：左心房 · 右侧：右心房 · 左侧：左心室 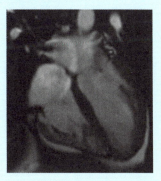 （头位显示心脏四腔）
医生先将右手全手掌置于心前区，初步确定心尖的部位和范围→再逐渐缩小到用手掌尺侧（小鱼际）或示指、中指及环指三指的指腹并拢同时触诊，必要时也可用单指的指腹触诊。确定心尖搏动的位置及判断心尖有/无抬举性搏动（由"全掌→手掌尺侧/三指→两指→单指"过渡）。	**心脏结构** · 正常心尖搏动：第 5 肋间，左锁骨中线内侧 0.5~1.0cm。
开始触诊时，医生先用右手全手掌触诊心前区（包括胸骨右缘），初步确定心尖的部位和范围，有/无抬举样搏动，有/无心前区或心包摩擦感（胸骨左缘第 3、4 肋间），以及各瓣膜听诊区有/无震颤。如果触及异常搏动需进一步用手掌尺侧（小鱼际）或示指、中指及环指三指的指腹并拢同时触诊有无震颤，必要时用单指指腹触诊。	**心脏大体结构**

检查项目	定位	暴露
心脏相对浊音界叩诊 （见插图 1-1）	心前区	充分暴露胸部
心脏听诊 （用膜型和钟型胸件）	二尖瓣区、 肺动脉瓣区、 主动脉瓣区、 主动脉瓣第二听诊区、 三尖瓣区	充分暴露胸部

手法	结构/功能
间接叩诊法。 先左后右，左轻右重，从外向内，从下向上。 受检者取平卧位（医生以左手中指作为叩诊板指，板指与肋间平行放置）或坐位（板指可与肋间垂直）。由清音变浊音时为心浊音界。 · 左界叩诊时，在心尖搏动外 2~3cm 处开始，逐个肋间向上，直至第 2 肋间。如果心尖搏动不清楚，需从腋前线开始。 · 右界叩诊时，先在右侧锁骨中线上叩出肝上界，然后于其上一肋间由外向内，逐一肋间向上叩诊，直至第 2 肋间。 每一肋间叩诊由清音变为浊音时进行标记，标记点与胸骨中线间的垂直距离为浊音界。叩诊时板指每次移动距离不宜过大，发现声音由清变浊后往返叩诊几次，确定变音点。注意坐位和卧位两种体位的心浊音界会有差异。详见右侧表格。	**心脏的实际大小和形态** 正常心脏相对浊音界 <table><tr><th>右界/cm</th><th>肋间</th><th>左界/cm</th></tr><tr><td>2~3</td><td>Ⅱ</td><td>2~3</td></tr><tr><td>2~3</td><td>Ⅲ</td><td>3.5~4.5</td></tr><tr><td>3~4</td><td>Ⅳ</td><td>5~6</td></tr><tr><td></td><td>Ⅴ</td><td>7~9</td></tr></table> 注：左锁骨中线距胸骨中线 8~10cm
分别用膜型和钟型听诊器依次听诊二尖瓣区、肺动脉瓣区、主动脉瓣区、主动脉瓣第二听诊区、三尖瓣区（反 R 型 "Я"）。听诊内容包括：心音、杂音、额外心音、心率、心律、心包摩擦音。 （口诀：3 音、2 率、1 摩擦） 正常人各瓣膜投影如下： · 二尖瓣区：心尖搏动最强点（心尖区） · 肺动脉瓣区：胸骨左缘第 2 肋间 · 主动脉瓣区：胸骨右缘第 2 肋间 · 主动脉瓣第二听诊区：胸骨左缘第 3 肋间 · 三尖瓣区：胸骨左缘第 4、5 肋间	**心脏各瓣膜功能**

第五章　背部查体

检查项目	定位	暴露
背部视诊 （脊柱、胸廓外形、呼吸运动）	背部	充分暴露背部
脊柱触诊 （有无畸形、压痛）	脊柱	充分暴露背部
脊柱叩诊 （检查脊柱叩击痛）	脊柱	充分暴露背部
双侧肋脊点和肋腰点检查 （有无压痛）	腰背部	充分暴露腰背部
双侧肾区叩击痛 （肋脊角叩击痛）	腰背部	可暴露，也可不暴露

手法	结构/功能
受检者取坐位,充分暴露背部,视诊脊柱(生理性弯曲、有无畸形),胸廓外形及呼吸运动。	结构
受检者取坐位,身体稍向前倾。医生用右手拇指从枕骨粗隆开始自上而下逐个按压脊椎棘突及椎旁肌肉。观察有无畸形、压痛。若某一部位有压痛,需以第7颈椎棘突为骨性标志,定位病变椎体。	结构 正常人每个棘突及椎旁肌肉均无压痛。阳性见于脊柱结核、脊椎骨折或椎间盘突出等。
・直接叩击法:医生用中指或叩诊锤直接垂直叩击各椎体棘突,多用于胸椎与腰椎检查。对于颈椎疾病,特别是颈椎骨关节损伤,因颈椎位置深,一般不用此法检查。 ・间接叩击法:受检者取立位或坐位,医生将左手掌置于其头部,右手半握拳以小鱼际肌部位叩击左手背。	结构 了解脊柱各部位有无疼痛。如有疼痛见于脊柱结核、脊椎骨折或椎间盘突出等。叩击痛的部位多为病变部位。如有颈椎病或颈椎间盘突出症,间接叩诊时可出现上肢放射性疼痛。
受检者取坐位或立位,注意双侧对比。 ・肋脊点检查:医生双手拇指分别置于背部第12肋骨与脊柱交角的顶点并深压。 ・肋腰点检查:医生双手拇指分别置于背部第12肋骨与腰肌外缘交角的顶点并深压。详见下图。 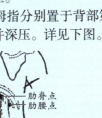	肾脏体表投影 初查肾脏的一些炎症性疾病,如肾盂肾炎、肾脓肿和肾结核等。
受检者取坐位或侧卧位,医生左手掌平放在其肋脊角处(肾区),右手握拳用由轻到中等的力度叩击左手背。注意双侧对比。详见下图。 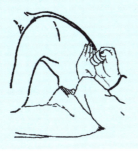	深隐于肾实质内的病变 正常时肋脊角处无叩击痛,当有肾小球肾炎、肾盂肾炎、肾结石、肾结核及肾周围炎时,肾区可有不同程度的叩击痛。

第六章　腹部查体

检查项目	定位	暴露
腹部视诊	全腹部	从剑突暴露至耻骨联合，屈膝为松弛腹肌以暴露内脏
血流方向检查（腹部常用）	无分支的静脉血管	充分暴露皮肤
肠鸣音与血管杂音听诊	腹部 ·肠鸣音部位：脐旁。 ·动脉杂音部位：腹中部或腹部两侧。 ·静脉杂音部位：脐周或上腹部，或腹壁静脉曲张严重处。	从剑突暴露至耻骨联合
全腹叩诊	腹部	从剑突暴露至耻骨联合

手法	结构/功能

受检者排空膀胱，取仰卧位，暴露腹部，注意避免受凉，在自然光线下观察。医生位于患者右侧，自上而下，快速检查，必要时取侧面切线位。观察腹部外形、对称性、皮肤、腹壁静脉、脐部、腹式呼吸、胃肠型、蠕动波等（见下图）。

正常人平卧时，腹部应平坦（即肋缘与耻骨联合处于同一平面或略低凹），坐起时脐以下部分稍前凸。详见右图。

腹壁结构和内脏轮廓

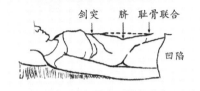
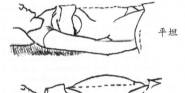
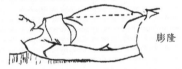

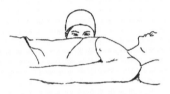

（右侧切线位视诊腹部）

医生示指和中指并拢压在静脉上→一指紧贴静脉向外滑动，挤出该段静脉血液，再放松此手指→另一手指保持紧压不动，如果血液迅速充盈，则血液从放松手指流向紧压手指一侧。

血流方向

将膜型的听诊器置于腹壁上听诊。
<u>肠鸣音</u>：脐旁听诊至少 1min。
正常人肠鸣音 4~5 次/分。>10 次/分为肠鸣音活跃。3~5min 内无肠鸣音，手指轻叩或搔弹腹部仍未听到肠鸣音，称为肠鸣音消失。
<u>动脉杂音</u>：分别在腹中部或腹部两侧听诊。腹中部的收缩期血管杂音（喷射性杂音）常提示腹主动脉瘤或腹主动脉狭窄；左、右上腹杂音常提示肾动脉狭窄；左、右下腹杂音常提示髂动脉狭窄。详见右图。
<u>静脉杂音</u>：脐周或上腹部，或腹壁静脉曲张严重处。连续潺潺声常提示门静脉高压。

肠管活动功能及腹部血管异常结构

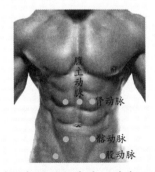

（腹部动脉性杂音听诊部位）

多用间接叩诊法（也可直接叩诊），可按左下腹→右下腹→脐部逆时针顺序叩诊。正常人，腹部大部分区域叩诊为鼓音。

初步探查某些脏器的大小、有无叩痛，胃肠道充气状态，腹腔内有无积气、积液和肿块等。

检查项目	定位	暴露
肝上、下界叩诊	胸腹部 右锁中线、右腋中线、右肩胛线和前正中线 锁中线即为锁骨中线	充分暴露腹部
肝区叩击痛	肝脏对应的腹壁投影	可暴露，也可不暴露
移动性浊音叩诊	腹中部脐水平面	充分暴露腹部
膀胱叩诊	耻骨联合上方	充分暴露该处腹部

手法	结构/功能
受检者平卧，屈膝，沿右肩胛线叩诊时，受检者取坐位。使用间接叩诊法。 口诀：从两边向中间。（由肺→肝←腹） ·肝上界：在右锁骨中线、右腋中线和右肩胛线上（见右图），由肺区向下面的腹部叩诊，注意用力适度，当由清音转为浊音时，即为肝上界（此处为肺与肝重叠结构，故又称肝相对浊音界，见插图1-1）。正常人肝上下径（锁骨中线上下径）为9~11cm。 从肝相对浊音界再向下叩1~2肋间，浊音变为实音，此处的肝脏不再被肺所遮盖而直接贴近胸壁，称肝绝对浊音界（亦为肺下界）。 ·肝下界：从腹部沿右锁骨中线或前正中线向上叩诊，由鼓音转为浊音处即是肝下界。 叩诊法定位肝下界准确度欠佳，通常以触诊法或搔刮试验定位肝下界。	**肝脏大小** 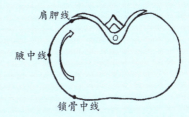 | | 右肩胛线 | 右腋中线 | 右锁骨中线 | |---|---|---|---| | 肺上界（清音） | | | 肺尖 | | 肝上界（浊音）（肝相对浊音界） | 第10肋间 | 第7肋间 | 第5肋间 | | 肺下界（实音）（肝绝对浊音界） | 第10肋水平 | 第8肋间 | 第6肋间 | | 肝下界（鼓音） | | 第10肋水平 | 右季肋下缘 | 依次出现：肺上界→肝上界→肺下界→肝下界
医生左手掌平放在右季肋区，右手握拳由轻到中等力量叩击左手背，询问受检查有无疼痛。	**肝脏结构** 肝脏叩击痛见于肝炎、肝脓肿、肝癌。
口诀：经脐平面，先左后右，从中间向两边。 受检者取仰卧位→从脐部开始，沿脐水平向左侧方向移动叩诊→鼓音变为浊音时，板指固定→嘱受检者右侧卧位，稍停片刻，重新原位叩诊→浊音变鼓音，即移动性浊音阳性。用同样方法向右侧叩诊。	游离腹腔积液（>1000mL）
叩诊从上→下，由鼓音（肠管）转成浊音（尿液）。膀胱胀大时，耻骨上方呈圆形浊音区，呈弧形上缘凸向脐部的轮廓。	**膀胱（尿液）充盈状态** 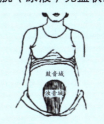 （积尿膀胱扩张充盈）

检查项目	定位	暴露
全腹部浅触诊 （自左下腹逆时针触诊）	腹部	充分暴露腹部 屈膝为松弛腹壁以暴露深层器官
全腹部深触诊 （自左下腹逆时针触诊）	同上	同上
肝脏单手法触诊 （即触诊肝下缘）	右上腹肝区 右锁骨中线和前正中线	充分暴露腹部 屈膝为松弛腹壁以暴露深层器官 腹式吸气为向下暴露肝脏
肝脏双手法触诊 （即触诊肝下缘）	右上腹肝区 右锁骨中线和前正中线	充分暴露腹部 + 屈膝 + 腹式吸气 + 左手托举均为暴露肝脏
搔刮试验 （即听诊肝下缘）	右上腹肝区	充分暴露腹部
肝颈静脉回流征	颈根部颈静脉处 右上腹肝区	暴露颈部

手法	结构/功能
受检者排空尿液，取卧位，屈膝，两手自然置于身体两侧。医生位于受检者右侧，手要温暖，指甲剪短。先全手掌放于腹壁上部，使受检者适应片刻，并感受腹肌紧张度。然后以轻柔动作（使腹壁压陷约1cm）自左下腹→右下腹→脐部（逆时针），依次检查。原则是先触诊健康部位，逐渐移向病变区域。	**结构** 边触诊边观察受检者的反应与表情，注意发现腹部表浅压痛、肿块、搏动和腹壁上的肿物（如皮下脂肪瘤、结节等）。
手法类似浅触诊。深部触诊使腹壁压陷至少2cm，甚至4~5cm。	**结构** 注意内脏压痛、反跳痛和腹内肿物等。
受检者取仰卧屈膝位，腹式呼吸。医生右手四指并拢，掌指关节伸直，放于右上腹部（或脐右侧）估计肝下缘的下方，与肋缘大致平行，随受检者呼气时，手指压向腹壁深部，吸气时，示指前端桡侧缓慢抬起朝肋缘向上迎触下移的肝下缘，反复重复该动作，手指逐渐向肋缘移动，直至触到肝缘或肋弓缘。右锁骨中线和前正中线分别触诊。测量肝下缘与肋弓缘或剑突根部的距离。	**结构** 肝脏大小，有无局限性肿块。
受检者体位以及医生右手位置和检查手法同单手触诊法。区别在于医生左手置于受检者右背部第12肋骨与髂嵴之间脊柱旁肌肉的外侧，触诊时左手向上托举，使肝下缘更贴近腹壁，向前暴露，并在吸气时限制了胸廓向后扩张的空间，增加膈肌下移趋势，使肝脏在吸气时更易向下暴露。	**结构** 肝脏大小，有无局限性肿块。
受检者取仰卧位，医生左手持听诊器膜型体件置于右肋缘肝脏表面，右手示指在上腹部沿听诊器膜型体件半圆形等距离搔刮腹壁，当声音突然由弱转强，从遥远感转为近耳感时，即为肝下界。	**结构** 肝脏大小。 肝下缘触诊不清时，协助测定肝下缘。
受检者取仰卧位，头垫一枕，张口平静呼吸，避免Valsalva憋气动作，如有颈静脉怒张者，将床头抬高30°~45°，使颈静脉怒张水平位于颈根部。医生右手掌紧贴于右上腹肝区，逐渐加压持续10s，同步观察颈静脉怒张程度。阳性为颈静脉持续且明显怒张，但停止压迫肝脏后减小。	右心衰竭致肝淤血肿大。 正常人颈静脉不扩张，或施压初期轻度扩张，但迅速下降。

第六章 腹部查体

检查项目	定位	暴露
胆囊触诊 （胆囊点压痛）	右锁骨中线与肋弓交点	屈膝（松弛腹壁） 深吸气为向下暴露胆囊
脾脏双手法触诊 （仰卧位）	脐平面开始	屈膝 + 吸气 + 左手托举为暴露脾脏
脾脏双手法触诊 （右侧卧位）	脐平面开始	右侧卧位 + 左下肢屈曲（腹壁松弛）+ 吸气 + 左手托举均为暴露脾脏
膀胱单手法触诊	下腹部 （肚脐到耻骨上缘）	充分暴露下腹部 屈膝为松弛腹壁暴露深层器官
肾脏双手法触诊	腰部开始	卧位时屈膝 + 深腹式呼吸 + 左手托举 均为暴露肾脏

手法	结构/功能
受检者取仰卧屈膝位。医生将左手掌平放于受检者右胸下部（起支撑作用），拇指指腹勾压于胆囊点处（右锁骨中线与肋弓的交点）→嘱受检者缓慢深吸气，在吸气过程中如因剧烈疼痛而吸气中止即为墨菲征（Murphy sign）阳性。这是因为发炎的胆囊下移时碰到用力迎来的拇指，引起胆囊触痛。	胆囊肿大，且未到肋缘以下。正常人胆囊不能触及（隐于肝后）。胆囊底的体表投影相当于右锁骨中线或右腹直肌外缘与右肋弓的交点（前者最为多见）。
受检者取仰卧屈膝位，腹式呼吸。医生左手绕过受检者腹前方，左手掌置于受检者左胸下部第9~11肋处，并将脾脏从后向前托起（限制胸廓向后扩张的空间，增加膈肌下移趋势，使脾脏在吸气时更易向下暴露）→右手掌平放于脐部，与左肋弓大致呈垂直方向→自脐平面开始配合呼吸触诊，手法同肝脏触诊，迎触下移的脾尖，直至触到脾缘或左肋缘。	**结构** 脾脏大小，有无肿大或局限性肿块。正常人脾脏不能触及。内脏下垂或左侧胸腔积液、积气时膈肌下降，可使脾脏向下移位。脾脏明显肿大且位置又较表浅时，用右手单手触诊稍用力即可触到。如果肿大的脾脏位置较深，应用双手触诊法。
受检查取右侧卧位。医生左手向前腹壁推脾脏，右手触诊手法同上。	**结构** 仰卧法未触及脾脏时的补充触诊法。
医生采用右手单手滑行触诊法，自脐→耻骨方向滑行触摸。正常膀胱空虚时不易触到。提示膀胱积尿证据有触诊扁圆形或圆形，囊性感，不易推动，按压时尿意感，排尿/导尿后缩小/消失。	膀胱（尿液）充盈状态
受检者可取立位或卧位。卧位时，取仰卧屈膝+腹式呼吸。 **右肾触诊**：医生位于受检者右侧，用左手掌托起其右侧腰部（使右肾更贴近腹壁，向前暴露），右手掌平放在右上腹部，手指方向大致平行于右肋缘→嘱受检者做较深腹式呼吸（肾脏在深吸气时更易向下暴露），用深部触诊手法在吸气时双手夹触肾脏。触及肾脏时受检者可有酸痛或恶心不适感。详见右图。 **左肾触诊**：医生左手越过受检者腹前方从后面托起左侧腰部（使左肾更贴近腹壁，向前暴露），右手掌横置于受检者左上腹部，手法和技巧同右肾触诊。触诊时注意肾脏大小，有无肿大或局限性肿块。	**结构** 正常人肾脏不易触及，偶可触及右肾下极。 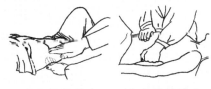 （右肾触诊）　（左肾触诊）

检查项目	定位	暴露
液波震颤	腹部	充分暴露腹部
振水音	腹部	充分暴露腹部
腹壁反射	双侧腹壁 （肋缘下、脐水平、腹股沟）	充分暴露腹部 下肢微曲为使腹壁松弛

手法	结构 / 功能
受检者取平卧位。嘱受检者（手法1）或助手（手法2）将手掌尺侧缘压于脐部腹中线上（为防止腹壁本身的震动传至对侧）。医生一手四指并拢屈曲，用指端叩击或冲击腹壁，另一手掌面贴于对侧腹壁，感应是否有液波冲击感。大量腹水时，则贴于腹壁的手掌有被液体波动冲击的感觉，即波动感。详见下图。 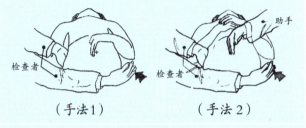 （手法1）　　　（手法2）	游离性腹腔积液（腹水），3000mL以上，肥胖者可出现假阳性。
受检者取平卧位并屈膝，医生可将一耳凑近上腹部或者将听诊器膜型体件置于上腹部，同时以冲击触诊法振动胃部，即可听到气、液撞击的声音。 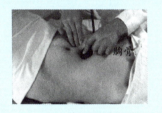 （听诊器法）	**胃内积气、积液** 正常人在餐后或饮进多量液体时可有上腹部振水音，但若在清晨空腹或餐后6~8h以上仍有此音，则提示幽门梗阻或胃扩张。
受检者取仰卧位，下肢微曲，医生用钝头竹签分别沿肋缘下（上腹壁反射）、脐水平（中腹壁反射）和腹股沟（下腹壁反射）的方向，由外向内轻划两侧腹壁皮肤。注意双侧对比。	**胸髓功能** ·肋缘下（胸髓7~8节） ·脐水平（胸髓9~10节） ·腹股沟（胸髓11~12节） 正常人：上/中/下部局部腹肌收缩。反射消失分别见于对应平面的胸髓病变。双侧上/中/下部反射均消失也见于昏迷和急性腹膜炎患者。

第七章　下肢一般检查

检查项目	定位	暴露
腹股沟区触诊	腹股沟	充分暴露双侧腹股沟
股动脉搏动触诊（必要时听诊）	腹股沟皱褶中点	充分暴露双侧腹股沟
双足背动脉触诊	踇长伸肌腱与趾长伸肌腱之间，内、外踝背侧连线上。	充分暴露双足
双下肢凹陷性水肿	胫骨前内侧	充分暴露双下肢

手法	结构/功能
医生用示指、中指、环指触诊腹股沟区有无肿块、疝等。注意双侧对比。	结构
在腹股沟韧带下方髂前上棘与耻骨联合中点处，需深扪。注意双侧对比。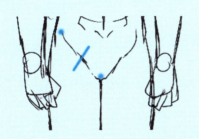	结构 如不能扪及提示髂外动脉或髂总动脉闭塞；两侧股动脉均不能扪及者，提示腹主动脉闭塞。
足背动脉位置表浅，位于足背部大踇趾和第二趾（第1、2跖骨之间的连线）中间，与内、外踝经足背连线的中点，通常在踇长伸肌腱的外侧可触及其搏动，用示指（加中指和环指）轻轻按放于此部位，即可扪到动脉搏动（见右图）。注意双侧对比。	结构 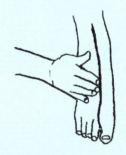
医生用手指按压受检者胫骨前内侧皮肤3~5s，观察加压部位组织发生压陷性水肿。注意双侧对比。	**下肢水肿** ·轻度水肿：指压后可出现组织轻度凹陷，平复较快。 ·中度水肿：指压后可出现明显或较深的组织凹陷，平复缓慢。 ·重度水肿：皮肤紧张、发亮，甚至可有液体渗出。

第八章　下肢神经反射与脑膜刺激征检查

检查项目	定位	暴露
跖反射 （生理性浅反射） （即 Babinski 征阴性）	足底（外缘）	充分暴露双足 + 下肢伸直
Babinski 征 （病理反射）	足底（外缘）	充分暴露双足 + 下肢伸直
Chaddock 征 （Babinski 征等位征） （病理反射） 见插图 1-2	足背（外缘）	充分暴露双足 + 下肢伸直
Oppenheim 征 （Babinski 征等位征） （病理反射） 见插图 1-2	小腿	充分暴露双足 + 下肢伸直
Gordon 征 （Babinski 征等位征） （病理反射） 见插图 1-2	小腿	充分暴露双足 + 下肢伸直
Hoffmann 征 （病理反射或深反射亢进）	手部	充分暴露双手

手法	结构/功能
受检者仰卧。医生左手固定受检者踝部，右手用钝头竹签或其他钝物划其足底。从足跟开始沿着足底外侧缘缓慢向前划至小趾跟部（小趾跖关节）再转向内侧的跨趾侧。如同划"( )"一样，类似乳房查体，但此为从下向上划。注意操作时器械不换手。详见右图。	**骶髓 1~2 节** 正常人为足跖屈。 反射消失为骶髓 1~2 节受损。
受检者体位及查体手法同跖反射。当跨趾背伸（向上翘起），余趾呈扇形展开时为 Babinski 征阳性。详见右图。	**锥体束功能** 阳性反应提示锥体束受损，并失去对脑干和脊髓的抑制作用。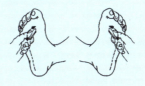
受检者取仰卧位。医生左手固定受检者踝部，右手用钝头竹签或其他钝物轻划其足背外侧缘。从外踝下方向前划至小趾跖趾关节处。 · 刺激外侧缘（足背侧）：Chaddock 征。 · 刺激外侧缘（足底侧）：Babinski 征（阴性/阳性）。 详见右图。	检测原理与阳性反应同 Babinski 征。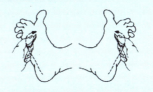
受检者取仰卧位。医生用弯曲的示指和中指夹于胫骨前缘，双指第 2 指节用力沿胫骨前缘从膝盖侧向脚踝侧滑压。	检测原理与阳性反应同 Babinski 征。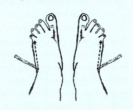
受检者取仰卧位。医生一手轻按于胫骨上（固定作用），另一手用力捏压腓肠肌。	检查原理与阳性反应同 Babinski 征。
左手固定受检者腕部，右手中指与示指夹住受检者中指并稍向上提，使腕部处于轻度过伸位。以拇指迅速弹刮受检者的中指指甲。	反射中枢：颈髓第 7 节至胸髓第 1 节。 阳性：其余四指掌屈。

检查项目	定位	暴露
Kernig 征 （脑膜刺激征）	下肢	暴露整个双下肢
Brudzinski 征 （脑膜刺激征）	颈部和下肢	暴露整个双下肢并伸直
颈强直 （加强版 Brudzinski 征） （脑膜刺激征）	头部	自然暴露头颈部 双下肢伸直
Lasegue 征 （直腿抬高试验）	下肢	暴露整个双下肢并伸直

手法	结构/功能
受检者取仰卧位。医生先抬高受检查一侧下肢使髋、膝关节屈曲成直角,再进一步将小腿抬高伸膝。 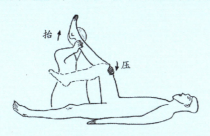	**脑膜是否受激惹** ・正常人:膝关节可伸达≥135°。 ・阳性:膝关节无法伸达135°,伸膝受阻且伴疼痛与屈肌痉挛。 　临床见于脑膜炎、蛛网膜下腔出血、颅内压增高等。
受检者取仰卧位,下肢伸直。医生右手按于其胸前(固定上身),左手托起受检者枕部,令头部前屈。 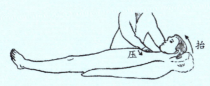	**脑膜是否受激惹** ・阳性:当头部前屈时,双髋与膝关节同时屈曲。临床意义与Kernig征阳性相同。
手法类似Brudzinski征检查。受检者取仰卧位,下肢伸直。医生右手按于其胸前(固定上身),左手托起受检者枕部,令头部前屈,并进一步前屈令下颏贴近前胸。 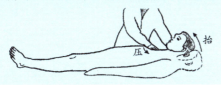	**脑膜是否受激惹** ・阳性:患者颈项僵硬并有抵抗感,下颏不能触及胸部,即为颈项强直或颈部阻力增高。排除颈椎及局部肌肉病变后,即可认为有脑膜刺激征。临床意义与Kernig征阳性相同。
受检者仰卧,双下肢平伸。医生左手置于膝关节上(使下肢保持伸直),右手握踝将下肢抬起。双腿分别检查。 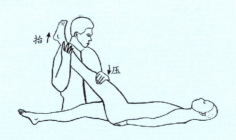	**坐骨神经根是否受刺激** ・正常人:可抬高80°~90°。 ・阳性:抬高不到70°,并出现下肢后侧自上而下的放射性疼痛。 　临床见于单纯性坐骨神经痛、腰椎间盘突出症或腰骶神经根炎等。

第九章　淋巴结检查

检查淋巴结的通用手法包括两个要点:

(1)示、中、环三指并拢,其指腹平放于被检查部位的皮肤上进行滑动触诊。滑动的方式应取相互垂直的多个方向或转动式滑动。

(2)由浅入深滑动触诊。

检查项目	定位	暴露
头颈部淋巴结触诊	颈部八组淋巴结	充分暴露颈部 低头或者偏头等动作均为松弛皮肤及肌肉以暴露淋巴结
双侧腋窝淋巴结触诊	腋窝五群淋巴结	前臂稍外展暴露淋巴结
滑车上淋巴结触诊	上臂内侧	充分暴露双侧上肢
腹股沟淋巴结触诊（横组+纵组）	腹股沟两组	充分暴露双侧腹股沟

手法	结构/功能
右手检查左侧，左手检查右侧。 ·顺序：耳前→耳后→枕后→（下）颌下→颏下→颈前→颈后→锁骨上。 检查颌下、颏下、颈前、颈后、锁骨上淋巴结时嘱受检者低头或偏向检查侧。 ·耳前淋巴结：耳屏前方。 ·耳后淋巴结（乳突淋巴结）：耳后乳突表面、胸锁乳突肌止点处。 ·枕淋巴结：枕部皮下，斜方肌起点与胸锁乳突肌止点之间。 ·下颌下淋巴结：下颌下腺附近，在下颌角与颏部之间的中间部位。 ·颏下淋巴结：颏下三角内，下颌舌骨肌表面，两侧下颌骨前端中点后方。 ·颈前淋巴结：胸锁乳突肌表面及下颌角处。 ·颈后淋巴结：斜方肌前缘。 ·锁骨上淋巴结：锁骨与胸锁乳突肌夹角处。	**淋巴结肿大** 触诊到肿大淋巴结时应注意其部位、大小、数目、硬度、压痛、活动度、有无粘连，局部皮肤有无红肿、瘢痕、瘘管等。同时注意寻找引起淋巴结肿大的原发病灶。 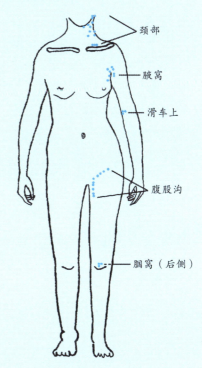 （淋巴结分布区域示意图）
右手检查左侧，左手检查右侧。 （口诀：尖→前→内→后→外，酷似"金字塔"）。 ·顺序：腋尖淋巴结群→中央淋巴结群→胸肌淋巴结群→肩胛下淋巴结群→外侧淋巴结群。	
右手检查左侧，左手检查右侧。 滑车上淋巴结位于上臂内侧、内上髁上方3~4cm处、肱二头肌与肱三头肌之间的间沟内。 ·左臂：医生左手固定受检者左腕，右手四指从其上臂外侧伸至肱二头肌内侧，上下滑动触诊。 ·右臂：医生右手固定受检者右腕，左手四指从其上臂外侧伸至肱二头肌内侧，上下滑动触诊。	
可双手同时检查双侧腹股沟淋巴结。 ·腹股沟淋巴结：位于腹股沟韧带下方股三角内。 ·横组（水平组）：腹股沟韧带下方，与韧带平行排列。 ·纵组（垂直组）：大隐静脉上端，沿静脉走向排列。	

第十章　痛觉与触觉检查

检查痛觉和触觉时应遵循共性原则：

（1）痛觉用针尖；

（2）触觉用棉签；

（3）受检者闭目并示意测试左侧或右侧肢体；

（4）每侧取上、中、下3处；

（5）注意双侧对比。

检查项目	定位	暴露
三叉神经感觉支 （包括上、中、下三支， 面部痛觉与触觉）	面部	充分暴露面部
腹部痛觉与触觉	双侧腹壁	充分暴露腹部皮肤
上肢痛觉与触觉	双侧上肢	充分暴露双侧上肢皮肤
下肢痛觉与触觉	双侧下肢	充分暴露双侧下肢皮肤

手法	结构/功能
嘱受检者闭目，用针刺检查痛觉，用棉絮检查触觉，用盛有冷水（5℃~10℃）或热水（40℃~45℃）的试管检查温度觉，分别在双侧三叉神经眼支、上颌支、下颌支分布区域（如前额部、颧骨、下颌部）检查。注意双侧及内外对比，观察受检者的感觉反应，同时确定感觉障碍区域。	**三叉神经感觉支功能（眼支、上颌支、下颌支）** ·周围性感觉障碍：同侧面部分布区各种感觉缺失。 ·中枢性感觉障碍（核性感觉障碍）：同侧面部分布区呈"葱皮样"分离性感觉障碍，即痛、温觉缺失而触觉存在。
痛觉用针尖，触觉用棉签。受检者闭目并示意测试左侧或右侧肢体。 痛觉：受检者取仰卧位，下肢微曲（松弛腹壁），用别针的针尖均匀地轻刺受检者上腹部、中腹部、下腹部的腹壁皮肤，询问受检者是否疼痛。同时记录痛感障碍类型（正常、过敏、减退或消失）与范围。 触觉：体位同上，使用棉签在同样部位轻触受检者的腹壁皮肤，询问有无感觉。	**脊髓丘脑侧束功能（痛觉）** **脊髓丘脑前束和后索功能（触觉）**
方法同上，原理同上。 分别刺或触受检者双上肢（上臂、前臂、手背）。	同上。
方法同上，原理同上。 分别刺或触受检者双下肢（大腿、小腿、足背）。	同上。

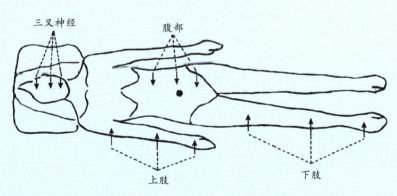

（痛觉、触觉查体部位单侧示意图）

第十一章　深反射检查

深反射又称腱反射，是刺激骨膜、肌腱经深部感受器的反射检查。为了暴露深部的肌腱，要求被检肌肉一定要充分放松，并且必要时需做出暴露肌腱的特定肢体动作。

深反射检查项目中，正常人除髌阵挛和踝阵挛不应被引出外，其余项目为生理反射，多能被正常引出。注意双侧的检查手法相同，医生始终右手持叩诊锤。

采用以下检查手法时，医生均站立于受检者右侧。

深反射检查图示见插图1-3。

检查项目	定位	暴露（受检肢体体位）
肱二头肌反射 （深反射）	肘窝	前臂屈曲 （暴露肌腱肌梭，放松肱二头肌）
肱三头肌反射 （深反射）	肘鹰嘴上方 （尺骨鹰嘴）	上臂外展，半屈肘关节 （暴露肌腱肌梭，放松肱三头肌）
桡骨膜反射 （深反射）	手腕桡骨茎突	前臂为半屈半旋前位 （暴露肌腱肌梭，放松肱桡肌）
膝反射 （又称膝腱反射） （深反射）	膝盖髌骨下方	坐位时悬垂小腿 卧位时托举膝关节 （暴露肌腱肌梭，放松股四头肌）
踝反射 （又称跟腱反射） （深反射）	跟腱	屈膝+足背曲+下肢外旋外展 （暴露肌腱肌梭，放松腓肠肌）
髌阵挛 （深反射亢进）	膝盖髌骨	下肢伸直 （暴露肌梭，放松股四头肌）
踝阵挛 （深反射亢进）	脚踝	髋与膝关节屈曲 （暴露肌梭，放松腓肠肌+比目鱼肌）

生理性腱反射（深反射）分别分布于肘部（2个）、腕部（1个）、膝部（1个）、踝部（1个），此外，深反射亢进分别在膝部（1个）、踝部（1个）。

手法	结构/功能
将左手拇指置于受检者肘部肱二头肌肌腱上，右手持叩诊锤叩击医生左手拇指，可引起肱二头肌收缩，前臂快速屈曲。	**肱二头肌收缩 + 关节运动功能** （反射中枢为颈髓 5~6 节）
左手托住受检者前臂，右手持叩诊锤直接叩击鹰嘴上方的肱三头肌腱，可引起肱三头肌收缩，前臂伸展。	**肱三头肌收缩 + 关节运动功能** （反射中枢为颈髓 6~7 节）
用左手托住受检者腕部，并使腕关节自然下垂，右手持叩诊锤直接叩击桡骨茎突，可引起肱桡肌收缩，屈肘和前臂旋前。	**肱桡肌收缩 + 关节运动功能** （反射中枢为颈髓 5~8 节）
・坐位时：受检者小腿完全松弛下垂与大腿成直角。 ・卧位时：受检者仰卧，医生用左手托起其膝关节使之屈曲约 120°。 右手持叩诊锤直接叩击膝盖髌骨下方股四头肌腱，可引起其收缩，小腿伸展。	**股四头肌收缩 + 关节运动功能** （反射中枢为腰髓 2~4 节）
受检者取仰卧位。髋及膝关节屈曲，下肢外旋外展。医生用左手将受检者足部背屈成直角，右手持叩诊锤直接叩击跟腱，可引起腓肠肌收缩，足跖屈。	**腓肠肌收缩 + 关节运动功能** （反射中枢为骶髓 1~2 节）
受检者取仰卧位，下肢伸直。医生将右手固定于受检者胫骨下段，左手拇指与示指拿捏住髌骨上缘，并用力向远端快速连续推动数次后维持推力。阳性者髌骨上下移动。双侧检查手法相同。	**肌肉收缩 + 关节运动功能** 锥体束以上病变致深反射亢进，导致股四头肌发生节律性收缩。 （腰髓 2~4 节以上损害）
受检者取仰卧位。医生用左手托住受检者腘窝，使小腿屈曲，右手持受检者足掌前端，突然用力使踝关节背屈并维持之。阳性者足部呈现交替性屈伸动作。	**肌肉收缩 + 关节运动功能** 锥体束以上病变致深反射（腱反射）亢进，致使腓肠肌与比目鱼肌发生连续性节律性收缩。 （骶髓 1~2 节以上损害）

第十二章 四肢关节与肌力检查

检查四肢关节的共性内容包括:

(1)注意关节的外形,有无肿胀、隆起、凹陷、畸形、脱位等,同时观察上肢或下肢长度;

(2)视诊或触诊四肢皮肤与关节时检查内容相似。

上肢关节包括"手、腕、肘、肩",对应的下肢关节为"足、踝、膝、髋(即胯)",详见插图 1-4。注意双侧对比。

第 1 节 四肢关节的一般检查

检查项目	定位	暴露
上肢皮肤、关节视诊	双侧整个上肢	充分暴露双侧整个上肢
双手和指甲视诊	双手和指甲	充分暴露双手和指甲
指间关节和掌指关节触诊	双侧手指	充分暴露双手
腕关节触诊	双侧腕关节	充分暴露双侧腕关节
双肘鹰嘴+肱骨髁上突触诊	双侧肘关节	充分暴露双侧肘关节
肩关节视诊及触诊	双侧肩关节	充分暴露双侧肩关节
下肢皮肤、关节视诊	整条双下肢	充分暴露双侧整个下肢
踝关节和跟腱触诊	双侧脚踝	充分暴露双足
膝关节触诊	双侧膝关节	充分暴露双侧膝关节
浮髌试验	膝盖	充分暴露双侧膝关节

手法	结构/功能
受检者双上肢自然放于身体两侧，观察上肢有无畸形、等长性、对称性；皮肤的颜色、湿度、弹性，有无破损、皮疹、瘢痕、色素沉着、脱屑、皮下出血、蜘蛛痣、水肿、皮下结节、毛发分别等。	结构 有无短肢畸形、关节脱位、肌肉萎缩及骨折等。
观察双手掌面、背面外形，有无畸形（腕垂症、爪形手、猿掌、餐叉畸形）、肝掌、杵状指、反甲（匙状甲）、指甲缺如等。	结构
触诊双手的每个指间关节和掌指关节有无压痛。	结构
触诊双侧腕关节有无压痛。	结构
触诊双肘鹰嘴和肱骨髁上突是否正常，有无压痛。	结构
观察双侧肩关节有无畸形，双侧是否对称等。 触诊双侧肩关节及其周围是否正常，有无压痛。	结构
观察双下肢有无畸形（膝内翻、膝外翻、膝反张），等长性、对称性；皮肤有无破损、皮疹、瘢痕、色素沉着，有无静脉曲张、肌肉萎缩、肿胀等。足趾有无杵状趾、反甲等。	结构
触诊双侧踝关节及跟腱有无压痛。	结构
触诊双侧膝关节有无肿胀、压痛、肿块、摩擦感（医生一手置于膝前方，另一手握住受检者小腿做膝关节的伸屈动作，感受膝部摩擦感）。如果膝部有摩擦感，提示膝关节面不光滑，见于炎症后遗症及创伤性关节炎。推动髌骨做上下左右活动，如有摩擦感，提示髌骨表面不光滑，见于炎症及创伤后遗症。	结构 初查膝关节积液或炎症。
受检者取仰卧位，下肢伸直放松，医生一手虎口卡于患膝髌骨上极，并下推压迫髌上囊（缩小关节腔移动空间，使关节液集中于髌骨底面），另一手示指垂直向下按压髌骨并迅速抬指。若按压时有髌骨与关节面碰触感，抬指时髌骨浮起，即为浮髌试验阳性，提示有中等量以上关节积液（>50mL）。	关节积液 正常人为阴性。

第 2 节　关节运动检查

检查项目	定位	暴露
指关节运动	双侧手指	充分暴露双手
腕关节运动	双侧腕关节	充分暴露双侧腕关节
肘关节运动	双侧肘关节	充分暴露双上肢
肩关节运动	双侧肩关节	自然暴露双侧肩关节
足趾关节运动	双侧足趾	充分暴露双足
踝关节运动	双侧脚踝	充分暴露双足
膝关节运动	双侧膝关节	充分暴露双下肢
髋关节运动	双侧髋关节	充分暴露髋关节和双下肢

各关节共性运动方式大致为：屈/伸、收/展、旋转三组动作。原则上每个关节都可以做被动与主动检查，检查关节运动功能项目也是上肢关节包括"手、腕、肘、肩"，对应的下肢关节为"足、踝、膝、髋"。注意双侧对比。

手法	结构/功能
双侧对比。 · 被动运动：医生操作屈、伸动作。 · 主动运动：受检者做五指展开、手指弯曲（虎爪）、握拳、拇指对掌动作。	关节运动功能
双侧对比。 · 被动运动：医生操作屈、伸动作。 · 主动运动：受检者做掌屈、背伸、内收、外展动作。	关节运动功能
双侧对比。 · 被动运动：医生操作屈、伸动作。 · 主动运动：受检者做屈、伸、旋前、旋后动作。	关节运动功能
双侧对比。（被动与主动检查） 受检者右手绕过头部触碰左耳，左手绕过头部触碰右耳和（或）搭肩试验。	关节运动功能 前屈后伸、内收外展、内旋外旋
受检者取仰卧位，双侧对比。 · 被动运动：医生操作趾跖屈、背伸动作。 · 主动运动：受检者做趾跖屈、背伸动作。	关节运动功能
受检者取仰卧位，双侧对比。 · 被动运动：医生操作屈、伸动作。 · 主动运动：受检者做跖屈、背伸、内翻、外翻动作。	关节运动功能
受检者仰卧位，双侧对比。（被动与主动检查） 两腿并齐，医者一手按住大腿下部，另一手扶住足部，嘱受检者做屈膝（屈曲）动作，正常可达120°~150°。	关节运动功能 屈伸、内旋外旋
受检者仰卧位，双侧对比。	关节运动功能

· 屈曲：一手按压髂嵴，另一手将屈曲膝关节推向前胸（正常活动度：130°~140°）。
· 后伸：一手按压臀部，另一手握小腿下端，屈膝90°后上提（正常活动度：15°~30°）。
· 内收：双下肢伸直，固定骨盆，一侧下肢自中立位向对称下肢前面交叉内收（正常活动度：20°~30°）。
· 外展：双下肢伸直，固定骨盆，使一侧下肢自中立位外展（正常活动度：30°~45°）。
· 旋转：下肢伸直，髌骨及足尖向上，双手放于受检者大腿下部和膝部旋转大腿，或让受检者屈髋屈膝90°，医生一手扶受检者臀部，另一手握踝部，向相反方向运动，小腿外展、内收动作时，髋关节则为外旋、内旋（正常活动度：45°）。

第3节 肌力检查

四肢肌力检查均为受检者与医生的力量对抗性检查。上肢和下肢都包含远端和近端肌力检查。

检查项目	定位	暴露
双上肢远端肌力	双上肢	充分暴露双手
双上肢近端肌力	双上肢	自然暴露双上肢
屈肘、伸肘肌力	双上肢	自然暴露双上肢
双足背屈、跖屈肌力（即双下肢远端肌力）	双足部	充分暴露双足
双下肢近端肌力	双下肢	自然暴露双下肢

第十二章 四肢关节与肌力检查

手法	结构/功能
双侧对比。受检者用力握住医生的示指和中指，医生做抽撤手指的动作，受检者回拽手指。	肌肉收缩力
双侧对比。受检者上抬双臂，医生下按受检者抬起的上臂，受检者抵抗性继续上抬双臂。	肌肉收缩力
双侧对比。医生双手分别握住受检者前臂远端。 ·屈肘肌力：拉拽受检者前臂，受检者做抵抗动作。 ·伸肘肌力：正推受检者前臂，受检者做抵抗动作。	肌肉收缩力
受检者仰卧位，双侧对比。医生双手先后分别置于受检者足背或足底。 ·背屈肌力：按压受检者足背，受检者做抵抗动作。 ·跖屈肌力：抬举受检者足底，受检者做抵抗动作。	肌肉收缩力
受检者取仰卧位，双侧对比。 受检者双下肢自然屈曲，医生用双手下按受检者的大腿面和小腿面，嘱受检者做抵抗性抬腿动作。	肌肉收缩力

第十三章　共济运动、步态与腰椎运动

检查共济运动、步态与腰椎运动时应注意，任一动作的完成均需一组肌群的协调工作。例如，一个握筷子的动作就涉及约44块肌肉的协调工作。这种协调工作最主要靠小脑协调肌群的活动，但同时也（或）需要视觉、听觉神经系统等共同参与。任一环节的损伤均可出现共济失调。本章描述的闭目难立征、指鼻试验、双手快速轮替等检查项目主要用于评估小脑的功能。

检查项目	定位	暴露
闭目难立征	整个躯体	
指鼻试验	整个躯体	
双手快速轮替运动	整个躯体	
步态观察 （重点为共济失调步态）	整个躯体	
腰椎运动检查	躯干部	

第十三章 共济运动、步态与腰椎运动

手法	结构/功能
受检者双足并拢站立，双手向前平伸、闭目，观察受检者姿势。阳性表现为：身体摇晃或倾斜。若睁眼可站稳而闭眼站不稳，则为感觉性共济失调。	**小脑的上肢功能** 阳性提示：小脑病变。
受检者先用示指接触其前方 0.5m 处检查者的示指，再用示指触自己的鼻尖，由慢到快，由睁眼到闭眼，重复进行。小脑半球病变时会出现同侧指鼻不准；若睁眼时指鼻准确，闭眼时指鼻不准确则为感觉性共济失调。	**小脑的上肢功能** 阳性提示：小脑病变。
受检者伸直手掌，同时前臂做快速旋前旋后动作，或一手的手掌、手背连续交替拍打对侧手掌。共济失调阳性表现为：动作缓慢、不协调。	**小脑的上肢功能** 阳性提示：小脑病变。
步态观察包括：蹒跚步态、醉酒步态、共济失调步态、慌张步态、跨阈步态、剪刀步态、间歇性跛行等。共济失调步态表现为：高抬骤落，双目下视，两脚间距很宽，以防身体倾斜，闭目站立不稳。	共济失调步态提示小脑或脊髓病变。
受检者分别在自然站立或骨盆固定（医生在后面用双手固定患者骨盆）两种情况下，分别做腰部的前屈、后伸、左右侧弯、左右旋转等动作。医生观察动作完成情况及有无变形。 注意：因有脊柱外伤存在可疑骨折或关节脱位时，应禁忌脊柱活动，以防损伤脊髓。	**腰椎的运动功能** 腰椎活动受限可能提示： ·腰部肌纤维组织炎及韧带受损 ·腰椎椎管狭窄 ·椎间盘突出症 ·腰椎结核或肿瘤 ·腰椎骨折或脱位等

视频参考

微信扫码
注册后观看

以下视频内容为本书的补充信息，供读者学习和参考。

视频 1-1 一般检查
- 脉搏 – 脉波 – 水冲脉
- 血压测量

视频 1-2 眼部查体
- 眼睑
- 结膜和巩膜
- 眼球运动

视频 1-3 胸部查体
- 胸廓视诊
- 胸廓扩张度触诊
- 胸膜摩擦感触诊
- 语音震颤触诊
- 肺上界叩诊
- 肺下界叩诊
- 肺下界移动度叩诊
- 肺部听诊
- 语音共振
- 胸膜摩擦音
- 心尖搏动触诊
- 心前区震颤触诊
- 心包摩擦感触诊
- 心脏相对浊音界叩诊
- 心脏听诊
- 心包摩擦音

视频 1-4 腹部查体
- 呼吸运动
- 肠鸣音
- 移动性浊音叩诊
- 腹部触诊
- 压痛及反跳痛
- 肝上界相对浊音界叩诊
- 肝上界绝对浊音界叩诊
- 肝脏触诊
- 胆囊触诊
- 胆囊压痛点触诊
- 脾脏触诊
- 液波震颤
- 振水音

插 图

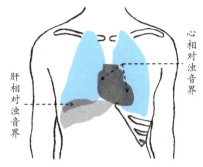

插图 1-1 心脏、肝脏相对浊音界示意图

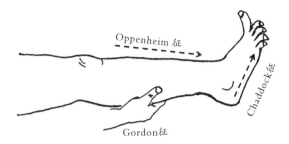

插图 1-2 Babinski 征等位征示意图。Oppenheim 征：奥本海姆征；Chaddock 征：查多克征；Gordon 征：戈登征；Babinski 征：巴宾斯基征

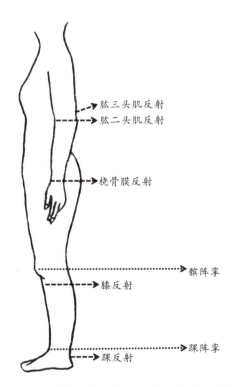

插图 1-3 深反射、深反射亢进查体部位单侧示意图。生理性腱反射（深反射）分别分布于肘部（2个）、腕部（1个）、膝部（1个）、踝部（1个）。此外，深反射亢进分别在膝部（1个）、踝部（1个）

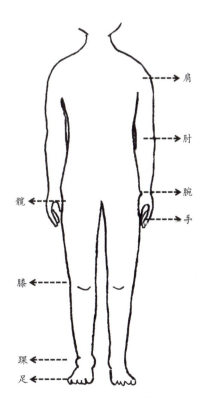

插图 1-4 关节查体部位单侧示意图

第二部分 常见症状及对应临床病因分类

II

症状	精神心理	神经系统	运动系统	循环系统	血液系统	呼吸系统	消
咳嗽、咳痰	心理性咳嗽	脑炎、脑膜炎		左心衰竭、肺栓塞（右心循环或体循环静脉栓子脱落）		从鼻咽部至小支气管的整个气道黏膜受到刺激、各型支气管疾病、各型肺炎、肺部肿瘤、各型胸膜疾病、自发性气胸、胸腔穿刺	胃食
咯血				二尖瓣狭窄、原发或继发性肺动脉高压、肺血管炎、肺栓塞	血小板异常或凝血功能障碍	各型支气管疾病，肺部疾病（常见的有肺结核、肺炎、肺脓肿）	
发绀				·中心性发绀：发绀型先天性心脏病（法洛四联症、艾森门格综合征） ·周围性发绀：右心衰竭、渗出性心包炎、心脏压塞、缩窄性心包炎、血栓性静脉炎、上腔静脉阻塞综合征、下肢静脉曲张、严重休克、血栓闭塞性脉管炎、雷诺病、肢端发绀、冷球蛋白血症 ·混合性：心力衰竭	高铁血红蛋白血症、硫化血红蛋白血症	各种严重呼吸系统疾病（喉/气管/支气管阻塞、肺炎、慢性阻塞性肺疾病、弥漫性肺间质纤维化、急性呼吸窘迫综合征、肺栓塞、原发性肺动脉高压）	
呼吸困难	焦虑、癔症	各种颅脑疾病致呼吸中枢障碍，脊髓灰质炎累及颈髓，急性多发性神经根炎	药物导致呼吸肌麻痹、膈肌麻痹、重症肌无力	右心和（或）左心衰竭、心脏压塞，肺栓塞、原发性肺动脉高压	重度贫血、高铁血红蛋白血症、硫化血红蛋白血症	气道阻塞，肺部疾病，胸壁、胸廓、胸膜腔疾病	胃腔液大肌

生殖系统	内分泌系统	免疫系统	代谢系统	皮肤五官	理化因素	传染病
炎症/出血坏死/癌症	炎症/出血坏死/癌症	结缔组织病（系统性红斑狼疮、皮肌炎、硬皮病、类风湿关节炎、结节性多动脉炎），变态反应性疾病（风湿热、药物热、血清病、溶血反应）		炎症/出血坏死/癌症 广泛性皮肤病（广泛性皮炎、寻常性鱼鳞病），慢性心力衰竭致皮肤散热减少，大面积烧伤	中暑、大手术后、内出血、重度安眠药中毒、夏季低热	各种病原体感染
	甲亢、甲状腺炎、痛风、重度脱水、月经前、妊娠初期					
			代谢障碍、维生素 $C/K/B_3$ 缺乏症		化学物质或药物中毒、创伤、抗凝药物使用过量	（严重）感染
妊娠性水肿、经前期综合征	甲状腺功能减退症、甲状腺功能亢进症、原发性醛固酮增多症、库欣综合征、腺垂体功能减退、特发性水肿、内分泌紊乱（包括药物导致）	结缔组织病（系统性红斑狼疮、皮肌炎、硬皮病），变态反应性疾病（致病微生物、异种血清、动植物毒素、某些食物、动物皮毛、药物过敏）	糖尿病、营养不良、低蛋白血症			

II 常见症状及对应临床病因分类

症状	精神心理	神经系统	运动系统	循环系统	血液系统	呼吸系统	消化系统	泌尿系统
发热	精神紧张	炎症/出血坏死/癌症	炎症/出血坏死/癌症	炎症/出血坏死/癌症	炎症/癌症	炎症/出血坏死/癌症	炎症/出血坏死/癌症	炎症/出血坏死/癌症
		癫痫持续状态、自主神经功能紊乱、中枢性发热（脑震荡、脑挫伤）	骨折、剧烈运动	各种吸收热（心肌梗死、肺梗死、脾梗死、肢体坏死），脑出血	白血病、淋巴瘤、恶性组织细胞病	肺梗死、肺炎、肺结核	急性胆囊炎	
皮肤、黏膜出血				遗传性出血性毛细血管扩张症、动脉硬化	再生障碍性贫血、白血病、血友病、血管性假血友病、血小板无力症、血小板病、药源性血小板减少症、原发性血小板增多症、紫癜性疾病、脾切除术后、异常球蛋白血症、凝血酶原或凝血因子缺乏症、低纤维蛋白原血症、低凝血酶原血症、原发性纤溶亢进、弥漫性血管内凝血、抗凝物质增多		肝脏疾病	尿毒症
全身水肿				右心衰竭，缩窄性心脏疾病（缩窄性心包炎、心包积液/积血、心肌/心内膜纤维组织增生、心肌硬化），功能性水肿			肝硬化	各型肾炎和肾病（包括药物导致）

化系统	泌尿系统	生殖系统	内分泌系统	免疫系统	代谢系统	皮肤五官	理化因素	传染病
管反流						皮肤受冷刺激	药物	
		气管/支气管子宫内膜异位		结缔组织病（系统性红斑狼疮、结节性多动脉炎、白塞综合征）				某些急性传染病（肾综合征出血热、肺出血型钩端螺旋体病）
张、腹大量积腹腔巨瘤	妊娠末期				糖尿病酮症酸中毒		化学物或药物中毒（吗啡类药物、有机磷、氰化物、一氧化碳、亚硝酸盐等）	

消化系统	泌尿系统	生殖系统	内分泌系统	免疫系统	代谢系统	皮肤五官	理化因素	传染病
上消化道疾病：反流性食管炎，食管损伤、憩室炎、癌、异物、静脉曲张破裂，食管贲门黏膜撕裂综合征，消化性溃疡，急性糜烂出血性胃炎、胃癌、胃泌素瘤、胃恒径动脉病，胃十二指肠平滑肌瘤、平滑肌肉瘤、淋巴瘤、息肉，胃黏膜脱垂，急性胃扩张，胃扭转/憩室炎/结核/克罗恩病，胆道结石/蛔虫、胆囊癌、胆管癌及壶腹癌，急、慢性胰腺炎，胰腺癌合并脓肿破溃	尿毒症			系统性红斑狼疮、皮肌炎、结节性多动脉炎累及上消化道				肾综合征出血热、钩端螺旋体病、登革热、急性重型肝炎、败血症
上消化道疾病（同上）。下消化道疾病：①小肠疾病（结核、伤寒、急性出血性坏死性肠炎、钩虫病、克罗恩病、肿瘤、血管瘤、空肠憩室炎或溃疡、Meckel憩室炎或溃疡、肠套叠）；②结肠疾病（急性细菌性痢疾、阿米巴痢疾、血吸虫病、溃疡性结肠炎、息肉、憩室炎、癌症）；③直肠肛管疾病（损伤、非特异性炎症、放射性炎症、息肉、癌症、痔、肛裂、肛瘘）；④血管瘤、毛细血管扩张症、血管畸形、血管退行性变、缺血性肠炎、严重肝病	尿毒症				维生素C/K缺乏症			肾综合征出血热

症状	精神心理	神经系统	运动系统	循环系统	血液系统	呼吸系统	消化系统	泌尿系统
胸痛		肋间神经炎、肋间神经痛、神经症	肋骨骨折、流行性肌痛、肋软骨炎	心绞痛、心肌梗死、肥厚型心肌病、胸主动脉夹层动脉瘤、急性心包炎、肺动脉高压、肺梗死、脾梗死、纵隔疾病	多发性骨髓瘤、急性白血病	胸膜疾病（炎症、肿瘤），胸膜腔疾病（气胸、血胸），肺疾病（支气管炎、肺癌），过度通气综合征	食管疾病（反流性食管炎等炎症、癌症、脓肿），膈下脓肿，肝脓肿	
心悸	过度紧张、心脏神经官能症	β受体亢进综合征		剧烈运动、心室肥大（高血压性心脏病、主动脉瓣或二尖瓣关闭不全），心包炎、心包积液、动脉导管未闭、室间隔缺损，脚气性心脏病，心力衰竭，各型心律失常	贫血、急性失血	胸腔大量积液	胆心综合征	
恶心、呕吐	癔症、胃神经官能症、神经性厌食	中枢性（颅内炎症、肿瘤、损伤，癫痫）		脑出血、心肌梗死早期、心力衰竭			反射性（胃、肠、肝、胆、胰疾病，腹膜及肠系膜疾病）	反射性（输尿管结石、急性肾盂肾炎），尿毒症
烧心、反流	焦虑、抑郁状态						食管动力异常（食管反流、食管裂孔疝、食管痉挛、贲门失弛缓、食管狭窄），食管炎症，食管憩室，器质性消化不良（胃十二指肠区域疾病），功能性消化不良、肠易激综合征、腹腔肿瘤、高胃酸分泌状态	
吞咽困难	癔症、焦虑、抑郁	延髓麻痹、运动神经元疾病	口咽肌麻痹、贲门失弛缓症、重症肌无力	纵隔占位病变（肿瘤、脓肿），左心房肥大，主动脉瘤			口咽至食管的炎症（包括病微生物感染），良、恶性肿瘤，损伤（机械性或化学性），食管蹼，食管下端黏膜环，弥漫性食管痉挛	

生殖系统	内分泌系统	免疫系统	代谢系统	皮肤五官	理化因素	传染病
	痛风			胸壁疾病（急性皮炎、皮下蜂窝织炎、带状疱疹）		
	更年期、甲状腺功能亢进症、低血糖症、嗜铬细胞瘤				饮酒、浓茶、咖啡、高原病、发热、药物（肾上腺素、麻黄碱、咖啡因、阿托品、甲状腺素片）	
急性盆腔炎、异位妊娠破裂、孕吐	尿毒症、甲状腺（甲状旁腺）危象、肾上腺皮质功能不全		低血糖症、低钠血症、糖尿病酮症酸中毒	咽部受到刺激、前庭疾病、青光眼、屈光不正	药物或化学物中毒	
妊娠		系统性硬化症	糖尿病、肥胖		腹腔积液、影响胃食管动力的药物	
	甲状腺极度肿大、甲亢性肌病	多发性肌炎、皮肌炎、系统性硬化症、糖尿病性肌病	干燥综合征（缺乏唾液）		食团过大、食管异物、有机磷农药中毒、酒精中毒性肌病	肉毒杆菌食物中毒、狂犬病、破伤风

常见症状及对应临床病因分类

症状	精神心理	神经系统	运动系统	循环系统	血液系统	呼吸系统
呕血				主动脉瘤破入食管、胃、十二指肠，纵隔肿瘤破入食管等，左心房食管瘘，肺源性心脏病	血小板减少性紫癜、过敏性紫癜、白血病、血友病、霍奇金淋巴瘤、遗传性毛细血管扩张症、弥漫性血管内凝血（DIC）、其他凝血机制障碍（如过量应用抗凝药等）	呼吸衰竭
便血					白血病、血小板减少性紫癜、血友病、遗传性毛细血管扩张症、败血症	

症状	精神心理	神经系统	运动系统	循环系统	血液系统	呼吸系统	消化系统	泌尿系统	生殖系统	内分泌系统	免疫系统	代谢系统	皮肤五官	理化因素	传染病
腹痛				心绞痛、心肌梗死、急性心包炎、肺梗死、胸膜炎（均属于腹部牵涉痛）；腹主动脉瘤；门静脉血栓形成	腹型过敏性紫癜、血卟啉病	大叶性肺炎（腹部牵涉痛）	腹腔各器官的急慢性炎症；空腔脏器阻塞或扩张（肠梗阻/套叠/结石/蛔虫病）；脏器扭转/穿孔/破裂；腹膜炎；器官缺血（如缺血性肠病）；食管裂孔疝（腹部牵涉痛）；消化道运动功能障碍（功能性消化不良、肠易激综合征、胆道运动功能障碍）；脏器包膜肿大牵张痛（肝淤血、肝脓肿、肝癌）	结石、尿毒症	炎症、肿瘤，卵巢囊肿蒂扭转，异位妊娠破裂			糖尿病酮症酸中毒	腹壁疾病（挫伤、脓肿、带状疱疹）	铅中毒	胸椎结核（腹部牵涉痛）
腹泻						过敏性紫癜		各型肠炎（感染性、放射性、出血坏死性、抗生素相关性、变态反应性等）；肠易激综合征；缺血性肠病；克罗恩病、溃疡性结肠炎、结肠多发性息肉、吸收不良综合征、肠道肿瘤；胃病（慢性萎缩性胃炎、胃大部切除术后）；胰腺疾病（慢性胰腺炎、胰腺癌、胰腺切除术后）；肝胆疾病（肝硬化、胆汁淤积性黄疸、慢性胆囊炎与胆石症）	尿毒症		肾上腺皮质功能减退、甲状腺功能亢进症、甲状腺危象、甲状腺功能减退症、胃泌素瘤、血管活性肠肽瘤、类癌综合征	系统性红斑狼疮、系统性硬化症	糖尿病性肠病		食物中毒；药物副作用；化学物中毒（砷、磷、铅、汞等）	败血症、伤寒或副伤寒、钩端螺旋体病

症状	精神心理	神经系统	运动系统	循环系统	血液系统	呼吸系统	消化系统	泌尿系统	生殖系统	内分泌系统	免疫系统	代谢系统	皮肤五官	理化因素	传染病
便秘	精神因素	截瘫	腹肌及盆腔肌张力差、膈肌麻痹、肌营养不良	脑血管意外	血卟啉病		肠易激综合征，直肠与肛门病变（痔疮、肛裂、脓肿、炎症），结肠完全或不完全性梗阻（肿瘤、克罗恩病、先天性巨结肠、肠粘连/扭转/套叠），结肠冗长，大量腹腔积液	尿毒症	子宫肌瘤	甲状腺功能减退症	系统性硬化症、多发性硬化、皮肌炎	糖尿病		进食量少、食物缺乏纤维素、水分不足、泻药依赖、年老体弱、活动过少、铅中毒、药物副作用	
黄疸					各种溶血性疾病（地中海贫血、遗传性球形红细胞增多症、自身免疫性溶血性贫血、新生儿溶血病、不同血型输血后的溶血、蚕豆病、阵发性睡眠性血红蛋白尿症等）		肝细胞严重损害（病毒性肝炎、肝硬化、中毒性肝炎）；肝内胆汁淤积（肝内泥沙样结石/癌栓/肝寄生虫病，病毒性肝炎、药物性肝损伤胆汁淤积型、原发性胆汁性肝硬化、妊娠期肝内胆汁淤积症等）；肝外阻塞性胆汁淤积（胆总管结石、狭窄、炎性水肿、肿瘤、蛔虫）；肝细胞对胆红素代谢障碍（Gilbert综合征、Dubin-Johnson综合征、Crigler-Najjar综合征、Rotor综合征）							伯氨喹、蛇毒、毒蕈中毒引起的溶血	钩端螺旋体病、败血症（致肝细胞严重损害）
腰背痛		脊神经根病变（脊髓压迫、脊髓炎、神经炎等）	腰骶部骨性椎体骨折/脱位/炎症/退行性变/肿瘤/先天性疾病（如隐性脊柱裂、腰椎骶化或骶椎腰化、漂浮棘突、发育性椎管狭窄、椎体畸形）；腰肌软组织外伤/劳损/感染性或无菌性炎症/肿瘤；椎间盘病变			胸膜病变、肺结核、支气管肺癌	胃、十二指肠溃疡后壁慢性穿孔，急性胰腺炎，胰腺癌，溃疡性结肠炎，克罗恩病，消化道功能紊乱	泌尿系统各种疾病（炎症、结石、肿瘤、结核、积水、下垂等）	男性或女性盆腔器官疾病（炎症、肿瘤、子宫脱垂、盆腔炎等）						

常见症状及对应临床病因分类

症状	精神心理	神经系统	运动系统	循环系统	血液系统	呼吸系统	消化系统	泌尿系统	生殖系统	内分泌系统	免疫系统	代谢系统	皮肤五官	理化因素	传染病
关节痛			关节炎症、肿瘤、外伤、劳损、畸形、退行性变							皮质醇增多症性骨病、甲状腺或甲状旁腺骨关节病	自身免疫性关节炎（系统性红斑狼疮、类风湿关节炎）；变态反应性关节炎（病原微生物、药物、异种血清与其对应的抗体形成复合物沉积于关节腔）	代谢性骨病、高脂血症性关节病、脂蛋白转运代谢障碍性关节炎、痛风、糖尿病性骨病、骨质软化症、骨质疏松症			
血尿				亚急性感染性心内膜炎、急进性高血压、慢性心力衰竭、肾动脉栓塞、肾静脉血栓形成	白血病、再生障碍性贫血、血小板减少性紫癜、过敏性紫癜、血友病		急性阑尾炎、直肠癌、结肠癌	泌尿系统炎症、结核、结石、肿瘤、血管异常、息肉、憩室、畸形、多囊肾	急、慢性前列腺炎，精囊炎，急性盆腔炎/脓肿，宫颈癌，输卵管炎，阴道炎		累及肾脏（系统性红斑狼疮、结节性多动脉炎、皮肌炎、类风湿关节炎、系统性硬化症）			药物/重金属损伤肾小管或膀胱、抗凝剂过量、运动性血尿	败血症、肾综合征出血热、猩红热、钩端螺旋体病、丝虫病
尿频	紧张、癔症、精神性多饮	神经源性膀胱						急性肾衰竭多尿期、泌尿系炎症（包括膀胱、尿道、尿道旁腺等），膀胱结核或占位性病变，尿道口息肉，尿道旁腺囊肿	前列腺炎，妊娠子宫增大或卵巢囊肿、处女膜伞	尿崩症		糖尿病		气候寒冷、多饮	
尿急、尿痛	癔症	神经源性膀胱						同上的泌尿系炎症、结石、肿瘤、异物						高温环境尿液高度浓缩，尿酸性高	
少尿、无尿		神经源性膀胱		休克、重度脱水、大出血、心力衰竭、严重心律失常、心肺复苏后体循环不稳定、高血压危象、妊高征、肾血管病变（持续痉挛、狭窄、栓塞、血栓形成、炎症）				肾病综合征；肝肾综合征；急性肾衰竭；肾小球病变（重症急性肾炎、急进性肾小球肾炎、慢性肾炎急性恶化）；肾小管病变（急性间质性肾炎，急性肾小管坏死，严重的肾盂肾炎并发肾乳头坏死）；尿路内部梗阻（结石、血凝块、坏死组织）；尿路外压梗阻（肿瘤、腹膜后淋巴瘤、特发性腹膜后纤维化）；输尿管术后；泌尿系结核或溃疡愈合后瘢痕挛缩；肾严重下垂；游走肾致肾扭转	前列腺肥大					肾毒性药物	

症状	精神心理	神经系统	运动系统	循环系统	血液系统	呼吸系统	消化系统	泌尿系统	生殖系统	内分泌系统	免疫系统	代谢系统	皮肤五官	理化因素	传染病
多尿	精神性多饮							肾性尿崩症，肾小管浓缩功能不全（慢性肾炎、慢性肾盂肾炎、肾小球硬化、肾小管酸中毒），急性肾衰竭多尿期		垂体性尿崩症、糖尿病、原发性甲状旁腺功能亢进症、原发性醛固酮增多症				饮水量过多，药物、化学物品、重金属致肾小管损害	
尿失禁	急性精神错乱性疾病、心理性忧郁症	神经源性膀胱、脑卒中、痴呆	骨盆骨折、骨髓炎					先天性尿道上裂、尿道狭窄修补术、尿道外伤、后尿道瓣膜手术、尿路感染	前列腺增生/术后、妇女生产创伤					药物反应	
排尿困难	精神因素（不愿/不习惯/害怕）	中枢神经受损（脊髓损伤、隐性脊柱裂）		逼尿肌-括约肌协同失调				膀胱颈部病变（炎症、狭窄、结石、肿瘤、血块、异物阻塞）；前尿道疾病（炎症、结石、肿瘤、异物、狭窄、畸形）	前列腺炎症、癌症、肥大、出血、积脓等；子宫肌瘤、卵巢囊肿、晚期妊娠压迫		糖尿病、低血钾			平滑肌松弛药物（阿托品、消旋山莨菪碱、硝酸甘油、麻醉药物）	
阴道流血					凝血障碍相关疾病				各种子宫良性病变、妊娠相关出血、子宫及阴道感染、生殖器官肿瘤、生殖道损伤、动静脉畸形、剖宫产术后子宫瘢痕缺损、子宫肌层肥大、子宫内膜局部异常、月经间期卵泡破裂	排卵功能障碍、女婴出生数日内雌激素水平骤降、正常生理期				医源性操作、药物诱导（雌激素、孕激素、抗凝药）、节育器	
肥胖										下丘脑疾病、垂体疾病、库欣综合征、甲状腺功能减退症、性腺功能减退症、多囊卵巢综合征				不良生活习惯；医源性肥胖（长期使用糖皮质激素、氯丙嗪、胰岛素等）	
消瘦	抑郁症、反应性精神病	癌症、神经性厌食症、延髓麻痹	癌症、重症肌无力	心功能不全	癌症	癌症、肺功能不全	吞咽困难（消化系统炎症、肿瘤、损伤造成）；进食减少（慢性萎缩性胃炎、胃淀粉样变、胰腺炎、胆囊炎、肝硬化）；营养吸收障碍（胃、肠、肝、胆、胰腺炎症或癌症等疾病）	癌症、慢性肾衰竭	癌症	癌症、甲状腺功能亢进症、肾上腺皮质功能减退症、希恩综合征	癌症、慢性重症感染	糖尿病、糖尿病性胃轻瘫	口腔炎症/肿瘤/损伤	大面积烧伤、高热、减肥	重症结核病、慢性重症感染

症状	精神心理	神经系统	运动系统	循环系统	血液系统	呼吸系统	消化系统	泌尿系统	生殖系统	内分泌系统	免疫系统	代谢系统	皮肤五官	理化因素	传染病
头痛	抑郁、焦虑	颅脑外伤/感染性炎症/占位性病变（肿瘤、寄生虫），神经痛（如三叉神经、舌咽神经及枕神经痛）	颅骨疾病（颅底凹陷症、肿瘤），颈部疾病（颈椎病）	脑血管病变（炎症、出血、缺血、栓塞），高血压，高血压脑病，心力衰竭	贫血	肺性脑病		尿毒症			系统性红斑狼疮	低血糖症	眼、耳、鼻、齿等疾病所致的头痛	中暑，中毒（铅、酒精、一氧化碳、有机磷、药物等）；腰椎穿刺后及腰椎麻醉后头痛	脑囊虫病或棘球蚴病，急性感染（流行性感冒、伤寒、肺炎等发热性疾病）
眩晕	神经官能症、抑郁症	颅脑占位性病变（肿瘤/感染性炎症/脓肿）；多发性硬化、延髓空洞症；癫痫；脑震荡；脑挫伤；脑寄生虫病；颈动脉窦综合征		脑血管病（脑出血、脑动脉粥样硬化、椎基底动脉供血不足、小脑后下动脉梗死、锁骨下动脉盗血综合征）；高血压，高血压脑病，低血压，心律失常（阵发性心动过速、病态窦房结综合征、房室传导阻滞）；心脏瓣膜病，心肌缺血，主动脉弓综合征	贫血、出血		重症肝炎	尿毒症		更年期综合征		重症糖尿病	耳源性疾病（如梅尼埃病、迷路炎、前庭神经元炎、位置性眩晕、晕动病等，这些属于前庭神经颅外段病变）；眼源性疾病（先天性视力减退、屈光不正、眼肌麻痹、青光眼、视网膜色素变性、屏幕性眩晕）	内耳药物中毒（链霉素、庆大霉素等）	急性发热性感染
晕厥		神经-血管舒缩障碍（单纯性晕厥、直立性低血压、颈动脉窦综合征、排尿性晕厥、咳嗽性晕厥、疼痛性晕厥、哭泣性晕厥）		心脏病（各种快速或缓慢性心律失常、心肌缺血或梗死、心脏瓣膜病导致的泵功能受损、心力衰竭）；脑血管病（脑动脉粥样硬化、短暂性脑缺血发作）；多发性大动脉炎	重度贫血	通气过度综合征	食管或纵隔疾病、腹腔巨大肿瘤压迫、胆绞痛			晚期妊娠		低血糖症		慢性铅中毒、支气管镜检、高原性晕厥	

症状	精神心理	神经系统	运动系统	循环系统	血液系统	呼吸系统	消化系统	泌尿系统	生殖系统	内分泌系统	免疫系统	代谢系统	皮肤五官	理化因素	传染病
抽搐、惊厥	癔症	颅脑感染性炎症、外伤、肿瘤、寄生虫病、先天性脑发育障碍、原因未明的大脑变性（结节性硬化、播散性硬化、核黄疸）、惊厥		脑血管病（血管炎、出血、缺血、缺氧）、高血压性脑病、阿-斯综合征	血卟啉病		急性胃肠炎、肝性脑病	尿毒症	子痫		系统性红斑狼疮	低血糖症、低钙/镁血症、维生素B_6缺乏症	中耳炎	中毒（药物、化学物）、突然停药（安眠药、抗癫痫药）、热射病、溺水、窒息、触电	急性感染（中毒性菌痢、链球菌败血症、百日咳、狂犬病、破伤风）
意识障碍		颅脑感染性炎症（脑炎、脑膜炎、脑型疟疾）、脑占位性病变、脑损伤（脑震荡/挫伤、外伤性颅内血肿）、癫痫	颅骨骨折	脑血管病（出血、缺血、栓塞、血栓形成）、高血压性脑病、重度休克、心律失常引起的阿-斯综合征		重症肺炎、肺性脑病	肝性脑病	尿毒症	妊娠中毒症	甲状腺危象、甲状腺功能减退症		糖尿病、低血糖症、低钠血症、低氯性碱中毒、高氯性酸中毒		中毒（药物、化学物：如安眠药、有机磷杀虫药、氰化物、一氧化碳、酒精、吗啡、蛇毒）；高温中暑、日射病、触电、高山病	重症急性感染（败血症、中毒性菌痢、伤寒、斑疹伤寒、恙虫病）
抑郁	遗传因素、负性思维方式	神经内分泌系统调节失衡							月经前、经期中、产后、围绝经期						
焦虑	遗传因素、焦虑症、抑郁症、躯体疾病诱发的心理障碍、负性思维方式	中枢神经递质失衡、睡眠障碍、精神分裂症、应激相关障碍												酒精、药物滥用	

该表中"炎症"包括感染性炎症和非感染性炎症

常见症状与临床病因关系对照表

症状	精神心理	神经系统	运动系统	循环系统	血液系统	呼吸系统	消化系统	泌尿系统	生殖系统	内分泌系统	免疫系统	代谢系统	皮肤五官	理化因素	传染病
发热	√	√	√	√	√	√	√	√	√	√	√		√	√	√
皮肤黏膜出血				√	√		√	√			√			√	√
全身水肿				√			√	√	√	√	√	√			
咳嗽咳痰	√	√		√		√	√						√	√	
咯血				√	√	√				√		√			√
发绀				√	√	√									
呼吸困难	√	√	√	√	√	√	√			√			√		√
胸痛		√	√	√	√	√	√				√		√		
心悸	√	√		√	√	√	√				√				√
恶心呕吐	√	√		√			√	√	√	√		√	√	√	√
烧心反流	√						√			√		√	√		√
吞咽困难	√	√	√	√			√				√	√	√	√	√
呕血				√	√	√	√	√				√			√
便血					√		√						√		
腹痛				√	√		√	√	√	√			√	√	√
腹泻					√		√			√		√	√		√
便秘	√	√	√	√			√	√	√	√	√	√	√	√	
黄疸					√		√							√	√
腰背痛			√				√		√						
关节痛			√								√	√	√		
血尿				√	√			√	√	√		√		√	√
尿频	√	√						√	√	√		√		√	

症状	精神心理	神经系统	运动系统	循环系统	血液系统	呼吸系统	消化系统	泌尿系统	生殖系统	内分泌系统	免疫系统	代谢系统	皮肤五官	理化因素	传染病
尿急尿痛	√	√						√						√	
少尿无尿		√		√				√	√					√	
多尿	√							√		√				√	
尿失禁	√	√	√					√	√					√	
排尿困难	√	√	√					√	√			√		√	
阴道流血					√				√	√				√	
肥胖										√				√	
消瘦	√	√	√	√	√	√	√	√	√	√	√	√	√	√	√
头痛	√	√	√	√	√	√	√	√	√		√	√	√	√	√
眩晕	√	√	√	√	√	√	√	√		√		√	√	√	√
晕厥		√		√	√	√	√	√		√			√		√
抽搐惊厥	√	√		√	√			√	√	√		√	√	√	√
意识障碍		√	√				√		√	√	√		√		√	√
抑郁	√	√								√					
焦虑	√	√												√	

此表意在展示某种症状可能由哪些系统疾障导致（X 轴），或某种系统疾障可能出现哪些症状（Y 轴）